HANS L. LAUBER

DAS PNEUMENCEPHALOGRAMM

DAS PNEUMENCEPHALOGRAMM

Meßverfahren bei Erwachsenen

VON

HANS L. LAUBER

Privatdozent für Neurologie und Psychiatrie
an der Medizinischen Akademie Düsseldorf
Direktor des Rheinischen Landeskrankenhauses Langenfeld

Mit 27 Abbildungen, 21 Tabellen
und einer Meßleiste

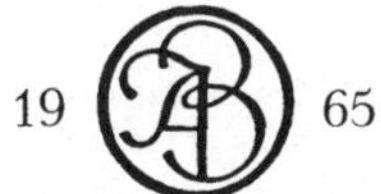

19 65

JOHANN AMBROSIUS BARTH MÜNCHEN

IN DANKBARKEIT GEWIDMET

MEINEM LEHRER

HERRN PROFESSOR DR. FRIEDRICH PANSE

ISBN-13:978-3-642-86074-4   e-ISBN-13:978-3-642-86073-7
DOI: 10.1007/978-3-642-86073-7

Geleitwort

Das Ventrikelbild, wie es uns die Luftfüllung der Hirnhohlräume liefert, ist ein wichtiges, oft unentbehrliches diagnostisches Hilfsmittel.

Jeder Erfahrene steht aber andererseits auch tagtäglich vor den Schwierigkeiten, es sicher zu deuten, wenn es sich lediglich um die Bewertung der Ventrikelweite handelt und nicht um eindeutig pathologische, gar halbseitige Formabweichungen. Die Zahl der kontroversen Auffassungen im Bereich der Grenzfälle ist groß. Sie werden dennoch, auf dem Rücken der Kranken, jeweils mit Standhaftigkeit verfochten. Es sind verschiedene norm- und nichtnormliefernde Meßdaten erarbeitet worden. Aber: Natura non saltat! Insbesondere W. Scheid hat offenkundig gemacht, wie sehr wir dennoch im Ungewissen bleiben, im Grunde auf wissenschaftlichem Fließsand stehen.

Da war es — so meine ich — ein glücklicher Gedanke, die Problematik noch einmal an einem großen, repräsentativen klinischen Krankengut und mit neuer, mathematisch genau messender Methodik anzugehen. Dabei hat H. Lauber nun nicht etwa neue, nunmehr endgültig »gesicherte« Grenzen festzulegen sich bemüht, sondern — im Gegenteil — unterstellt, daß wir eben solche scharfen Grenzen nicht kennen. Statt dessen hat er eine Toleranzzone ermittelt, innerhalb deren Bereich — unter Berücksichtigung von Schädelform und Lebensalter natürlich — nichts Gesichertes oder auch nur Wahrscheinliches ausgesagt werden kann, jenseits dessen wir aber nun eindeutige Urteile abgeben können.

Die Befunde, die Lauber erhob, die Maße, die er festlegte, haben sich uns in der klinischen Arbeit bewährt. Wissenschaftstheoretisch lassen sich gegen die Stichhaltigkeit des Meßverfahrens keine Einwände erheben. So hoffe ich, daß sich die große Zahl der Streitfälle im unsicheren Anteil in Zukunft in die Toleranzzone hinein auflöst, wenn sich das Verfahren einmal als Routinemaßnahme eingebürgert hat.

Düsseldorf, im Juni 1964   Fr. Panse

Inhalt

In einer Tasche am hinteren Buchdeckel befinden sich die Meßleiste und ein Auswertungsbogen. Weitere Auswertungsbogen können bezogen werden vom Verlag Johann Ambrosius Barth, München 23, Ohmstraße 6.

Einleitung

Seit DANDY (1918) und BINGEL (1920) die Methode der röntgenologischen Darstellung der luftgefüllten Hirnkammern in die neurologische Diagnostik einführten, ist die Pneumencephalographie zu einem Standarduntersuchungsmittel geworden, dessen Wert selbst die Einführung der cerebralen Angiographie oder der Elektrencephalographie nicht entscheidend zu mindern vermochten. Auf der anderen Seite hat das Fehlen von zuverlässigen Maßstäben der »normalen« Ventrikelgröße im Röntgenbild immer wieder zu Diskussionen geführt, welche Bereiche denn nun noch als normal und welche schon als krankhaft anzusehen seien. Hinsichtlich der Diagnostik der Hirngeschwülste finden sich in dieser Beziehung natürlich geringere Schwierigkeiten, weil Verdrängung oder Verziehung der Hirnkammern genügend für sich selbst sprechen. Hinsichtlich der Deutung etwa diffuser hirnatrophischer Bilder nach Schädeltrauma oder aber etwaiger lokaler Ausweitungen im Hirnstammbereich, der sogenannten Ventrikeltaille, sind die Schwierigkeiten jedoch so groß, daß hier häufig, und besonders bei Grenzfällen, nicht nur die Auffassungen verschiedener Schulen differieren, sondern nicht selten sogar innerhalb einer einzigen Meinungsverschiedenheiten bestehen können. So hat kürzlich SCHEID eine unbeeinflußte Beurteilung von 12 Encephalogrammen durch verschiedene Kliniken und Institute vornehmen lassen und ist zu dem Ergebnis gekommen, daß hierbei nur vier Beurteilungen übereinstimmend waren, dazu nicht einmal eine Regelhaftigkeit der Anforderungen innerhalb der einzelnen Kliniken bestand, etwa im Sinne allgemein als besonders groß oder klein bewerteter Schätzungen im Verhältnis zu denen anderer Beurteiler.

Aus der fast unübersehbar gewordenen Literatur über Technik und Auswertung des Luftencephalogramms geht auch immer wieder und häufiger das Bedauern hervor, nicht genügend verbindliche Größenangaben über das normale Luftencephalogramm zu besitzen. Ausgehend von den dankenswerten Untersuchungen HEINRICHS haben eine Reihe von Autoren wie DAVIDOFF und DYKE, EVANS, HEIDRICH, JÖNK, KEHRER, REICHERT, SCHIERSMANN, WOLFF und BRINKMANN u. a. Methoden ausgearbeitet, objektive Vergleichsmaßstäbe zu finden. Die meisten dieser Versuche haben sich in der Praxis jedoch nicht oder nur in Ansätzen durchgesetzt, weil entweder Bearbeitungen an größerem Material kaum vorgenommen wurden, und nicht zuletzt vielleicht auch, weil meist der rein registrierende Boden der Messung verlassen und ohne statistisch stichhaltige Begründung Deutungen eingeschleust worden sind, mit denen die Auffassung

späterer Beurteiler nicht übereinstimmte. Obgleich auch die Erkenntnisse HEIN-RICHS, der erstmalig auf eine Vergrößerung der Hirnhohlräume mit zunehmendem Alter hingewiesen hatte, fast allgemein akzeptiert wurden, befassen sich auch erstaunlich wenige Autoren mit Untersuchungen, die unter Berücksichtigung dieser Notwendigkeiten durchgeführt worden wären. —
In der Tat sind die Schwierigkeiten solcher Untersuchungen auch fast unüberbrückbar, ganz besonders natürlich unter dem Gesichtspunkt, daß Normmaßstäbe auch nur von »Normalpersonen« gewonnen werden könnten. Daß diese Forderung praktisch nicht realisierbar ist, liegt auf der Hand, denn von völlig gesunden bzw. beschwerdefreien Personen, die niemals Veranlassung zur Durchführung einer Luftencephalographie auf Grund irgendeiner überstandenen Krankheit oder des Verdachts auf eine morphologische Veränderung der Hirnkammern gegeben haben, liegen naturgemäß keine Untersuchungen vor und sind auch nicht zu erlangen. Deshalb ist die von BONHOEFFER und BOSTROEM postulierte Unterlage von mindestens 100 hirngesunden Erwachsenenencephalogrammen nicht zu verwirklichen; außerdem wäre auch diese Zahl bei Berücksichtigung der Altersveränderungen und der zu erwartenden individuellen Schwankungen noch zu klein, um daraus verbindliche Schlüsse ziehen zu können.

Es ist kein Zweifel, daß die erfahreneren Untersucher eine Meinung haben, was an encephalographischen Befunden noch normal und was krankhaft sein dürfte. Es ist aber ebenso kein Zweifel, daß — wie SCHEID nachgewiesen hat — sich die Meinungen voneinander unabhängiger Untersucher häufig unterscheiden, und ganz besonders die Beurteilung von Grenzfällen Gelegenheit zur Meinungsverschiedenheit über die Bewertung des Befundes bietet. In einen wesentlichen Fehlerzirkel fallen letzten Endes aber auch die meisten Untersucher zurück, die sich mit der Vermessung und »Normierung« von Luftencephalogrammen beschäftigt haben. Irgendwo wurde nach subjektiver Ansicht eine Grenze festgelegt, und jüngst rechnete z. B. noch HEIDRICH mit maximalen Ventrikelgrößen bis zu 2,0 qcm als Normgrenze, »um den sicherlich vorhandenen Schwankungen Raum zu geben«. Auch SCHIERSMANN setzt in seiner wertvollen Monographie solche Maße — in Form eines Schädel-Ventrikelindex — mehr oder weniger nach der Schätzung der Häufigkeit fest.
Dieses Verfahren der Aufstellung von Indices hat u. a. den Vorzug, verschiedene Objektentfernungen, die bei Angabe absoluter Maße nur auf die jeweils gewählte Entfernung bezogen werden können, auszugleichen, da ja mit Zunahme des Röhrenabstandes eine proportionale Vergrößerung der Projektionsmaße erfolgt, die dann in der Quotientenberechnung wieder ausgeglichen wird. Ein Fortschritt zur Vermeidung von solchen Projektionsabhängigkeiten und zur Feststellung absoluter Größenverhältnisse wurde von SCHALTENBRAND mit dem Spaltblendenverfahren im Jahre 1951 erzielt, und in der unser Problem betreffenden Arbeit von NÜRNBERGER und SCHALTENBRAND aus dem Jahre 1955 werden in der Tat brauchbare Wege gegangen, um solche Verprojektionen zu

vermeiden und zu »orthoradiographischen« Bildern zu gelangen. Leider ist diese Methode wegen des Fehlens entsprechender Röntgeneinrichtungen jedoch nicht Allgemeingut, und es fehlen auch noch Untersuchungen an größerem Material. Deshalb muß vorerst versucht werden, mit den gängigen Methoden brauchbare Werte festzulegen, die zumindest einstweilen für die klinische Diagnostik brauchbar sind.

Es ist kein Zweifel, daß der erfahrene Untersucher über relativ gute Schätzungsmöglichkeiten verfügen kann. Zu welch zweifelhaften Ergebnissen aber auch Messungsergebnisse führen können, zeigt ein Untersuchungsergebnis von 170 Encephalogrammen vorwiegend zu Begutachtungszwecken untersuchter Patienten mit Kopfverletzungen in der Anamnese. Hierbei wurde z. B. 143mal eine Erweiterung der Hirnkammern festgestellt, und von diesen 45 auf Folgezustände von einfachen Commotionen zurückgeführt (HEIDRICH). Daß solche Schlußfolgerungen jedoch Bedenken an der Richtigkeit der Methode aufkommen lassen, liegt auf der Hand.

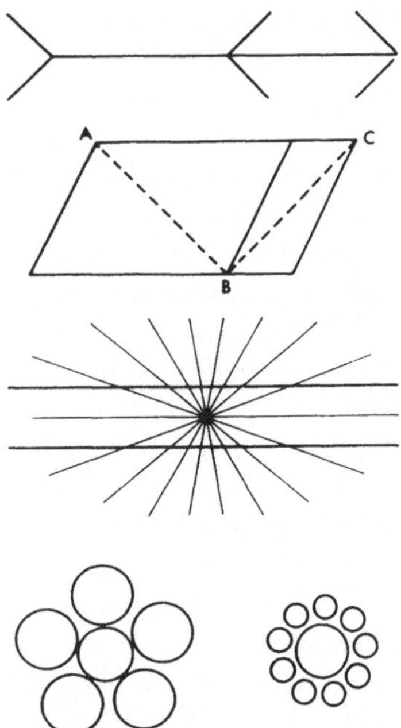

Abb. 1. Geometrisch-optische Täuschungen

HEIDRICH machte darauf aufmerksam, daß nach der Gestaltlehre das Encephalogramm ein Objekt der Wahrnehmung von Figur und Hintergrund sei, bei der der bekannte Schmetterling die Figur und das Hirnbild den amorphen Hintergrund darstellt, wobei aber Figur und Grund ein durch seine Teile bestimmtes spezifisches Ganzes bilden. WERTHEIMER hatte das Wesen der Gestaltlehre auf die Formel gebracht, daß es Zusammenhänge gäbe, bei denen sich, was im ganzen geschehe, nicht daraus herleite, wie die einzelnen Stücke dieses Ganzen beschaffen seien und sich zusammensetzten, sondern sich umgekehrt das, was an einem Teil dieses Ganzen geschehe, von inneren Strukturgesetzen des Ganzen bestimme. Dies wird durch die bekannten geometrisch-optischen Täuschungsbilder (Abb. 1) veranschaulicht, wie z. B. die MÜLLER-LYERsche Pfeiltäuschung, bei der die linke Strecke länger als die rechte wirkt, das SANDERsche Parallelogramm, bei der die Diagonale AB länger erscheint als die Diagonale BC, die HERINGsche Parallelentäuschung und die EBBINGHAUSsche Kreistäuschung, bei der der von großen Kreisen eingeschlossene Kreis kleiner wirkt als der von kleinen eingeschlossene. Ferner ist bekannt, daß optisch Helleres größer als Dunkleres erscheint, Höhe meist gegenüber Breite überschätzt wird und figurale Nachwirkungen bei entsprechenden Wiederholungsaufgaben (etwa Größenverschätzung bei der nacheinanderfolgenden Beurteilung von Encephalogrammen) vorkommen können. So wird psychologisch verständlich, daß ohne Ausmessung auch dem Erfahrenen optische Täuschungen unterlaufen können, ganz abgesehen von der Tatsache, daß selbst die Ansichten über das normale Maß recht verschieden sind.

Die hier vorgelegte Untersuchung geht von der Auffassung aus, daß es durch Anwendung moderner mathematischer Erhebungen möglich sein müsse, Grenzbereiche zu errechnen, innerhalb derer nach abgestufter Wahrscheinlichkeitserwartung eine Einstufung erreicht werden könne. Insbesondere hat hierzu die Überlegung geführt, daß es in der Biologie so gut wie immer unmöglich ist, absolute Aussagen zu machen etwa zu der Frage der »Normal«größe eines biologischen Faktums überhaupt. So kann beispielsweise das Größenwachstum von Lebewesen normalerweise recht verschieden, besonders in Grenz- oder Extrembereichen, aber auch auf krankhafte Drüsenfunktionen zurückführbar sein, so daß die gleiche gemessene Größe einmal krankhafte Ursachen haben oder andererseits einfach eine Spielart des Normalen darstellen kann. DANDY bezeichnete diesen Sachverhalt unter Bezugnahme auf unser Problem mit dem bekannt gewordenen Satz: »Ein großer normaler Ventrikel kann größer sein als ein kleiner hydrocephaler.« In dieser pointierten Form ist dies mißverständlich; es ist aber sicher richtig, daß sich hier zwar mittlere Werte und Streuungsbereiche aufzeigen lassen, die Grenzziehung zwischen diesen Streuungsbereichen aber immer mehr oder weniger eine Sache der Übereinkunft ist und bleiben muß. Bei normalen Verteilungskurven (wie sie in der Biologie meist vorliegen), läßt sich jedoch mathematisch ziemlich exakt berechnen, in welch einem Bereich etwa die mittleren 50⁰/o einer Versuchsgruppe liegen, oder in welchem Bereich von etwa weiteren 100 untersuchten Personen die extrem obersten 5 usw. wahrscheinlich liegen werden. Mit anderen Worten erlaubt die mathematische Statistik die Aussage, daß ein bestimmtes Meßergebnis u. U. mit der Wahrscheinlichkeit von bestimmbaren Prozenten innerhalb eines festliegenden Größenbereiches liegen wird. — Weitergehende Abgrenzungen etwa in dem Sinne einer radikalen Trennbarkeit von normal — nichtnormal sind in der biologischen Größenbestimmung schlechterdings aber nicht möglich, und man muß sich klarmachen, daß Größeneinteilungen bei biologischen Tatbeständen sich so verhalten wie etwa die Farben des Lichtspektrums, bei dem ohne starre Grenze eine Farbe in die andere übergeht.

In der europäischen, insbesondere deutschen Neurologie und Psychiatrie haben — im Gegensatz zur Psychologie — mathematische Untersuchungsmethoden bisher kaum Eingang gefunden, und bei der bekannten Abneigung der meisten Ärzte gegen mathematische Betätigungen an sich wundert es nicht, wenn immer wieder die Ansicht geäußert wird, man könnte mit der Statistik »eben alles« beweisen oder entkräften. Diese Einstellung ist aber sicherlich unrichtig, und es ist unzweifelhaft, daß bei richtiger Indikationsstellung die mathematische Statistik u. U. entscheidende Beiträge zur Untersuchung von Massentatbeständen liefern kann. — So wurde diese Arbeit unternommen in der Hoffnung, daß die Mühe um das Verständnis moderner Meßverfahren einen Weg zu objektiv vergleichbaren Größenbestimmungen des Pneumencephalogramms aufzuzeigen imstande ist.

1. Vorderes Ventrikelbild und technische Durchführung des Pneumencephalogramms

Vierter Ventrikel, Aquädukt und der dritte Ventrikel mit den beiden Seitenkammern bilden das Ventrikelsystem. Die Seitenkammern werden wieder deskriptiv unterteilt in Vorder-, Hinter- und Unterhorn, manche Autoren unterscheiden auch noch eine Pars parietalis. Röntgenologisch hat es sich bewährt, das Vorderhorn weiterhin in zwei Abschnitte zu unterteilen und auch den Raum zwischen Vorderhorn und Hinterhorn wieder in zwei Teile, die als Cella media und Ventrikeldreieck (Trigonum) bezeichnet werden. DAVIDOFF und DYKE unterteilen das Vorderhorn sogar in drei gleichmäßig lange Teile.
Entwicklungsgeschichtlich bilden sich die Hirnkammern durch Ausstülpungen und Einschnürungen des Neuralrohres in drei Bläschen, die als primäre Vorder-, Mittel- und Rautenhirnbläschen bezeichnet werden. Hierdurch sind die Anlagen voneinander getrennter Hirnventrikel bestimmt. Die späteren Seitenventrikel erscheinen dabei zunächst als ein gemeinsamer Hohlraum, erst später kommt es durch verschieden starkes Wachstum und Ausstülpungen der Neuralrohrwandungen sowie durch Knickungen und Biegungen des Rohres in der Sagittalebene zu unterschiedlicher Form und Größe der einzelnen Hirnkammerteile, die durch Wachstum an der Lamina terminalis vorbei jetzt die beiden Seitenventrikel gebildet haben, und zum späteren dritten Ventrikel durch die Foramina Monroi in Verbindung stehen.
Beim Erwachsenengehirn reicht die Vorderhornspitze bis an die Vordergrenze des Nucleus caudatus, der Vorderhornhauptteil von dort bis zum Hinterrand der Foramina Monroi. Es schließt sich an die Cella media bis zum Vorderrand des Trigonums (Tr), von dem Hinter- (HH) und Unterhorn (UH) entspringen. Die Abbildung 2 vermittelt einen Überblick über die berichteten anatomischen Verhältnisse.*)
Gelegentlich bilden sich bei den ap-Aufnahmen in Rückenlage des Patienten auch die Unterhornspitzen ab. Sie erscheinen dabei als mondsichel- oder hakenförmige Gebilde in den beiden Orbitae. Für die Zielstellung der vorliegenden Untersuchung sind sie nicht so sehr von Bedeutung, weil gerade die Unterhörner eine erhebliche Variabilität in Form und Größe aufweisen und deshalb nach übereinstimmender Ansicht aller Untersucher für Ausmessungen praktisch

---

*) Wenn das ap-Bild bei ausreichender Luftfüllung aufgenommen wurde. so sind das ganze Vorderhorn und die Cella media abgebildet, so daß die Abschnitte 1—3 der Skizze erkennbar sind.

nicht in Betracht kommen. Die ebenfalls sehr variablen Hinterhörner sowie
Aquädukt und 4. Ventrikel stellen sich in der ap-Röntgenaufnahme nicht dar.
Nachdem BINGEL auf der ersten Jahresversammlung der deutschen Nerven-
ärzte in Braunschweig am 16./17. 5. 1921 berichtet hatte, daß er bei Luftein-
blasungen in den Lumbalsack eine röntgenologische Darstellung der Hirnkammern erreicht hatte, sind zahlreiche Erfahrungsberichte zur technischen

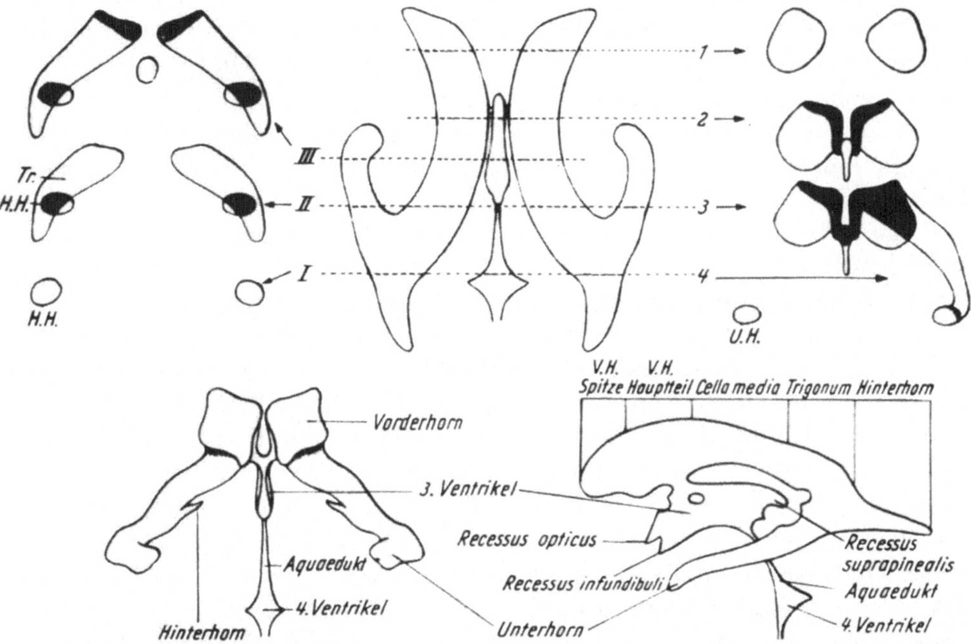

Abb. 2. Vorder- und Seitenansicht sowie Aufsicht des Ventrikelsystems mit seinen Unterab-
schnitten. Oben rechts und links sind schematisch die Pneumogramme bei verschiedenen Fül-
lungstiefen in ap-Projektion (rechts) und pa-Projektion (links) gezeigt. Aus Kautzky-Zülch,
Neurologisch-Neurochirurgische Röntgendiagnostik

Durchführung der Pneumencephalographie erfolgt. Insbesondere setzten schon
sehr bald Diskussionen über die größere Zweckmäßigkeit von lumbaler oder
zisternaler Durchführung ein. 1927 diskutierte TROEMNER Vor- und Nachteile
aller drei Wege, die Hirnkammern mit Luft zu füllen, von denen er das DANDY-
sche Verfahren der direkten Ventrikelpunktion als das prekärste bezeichnete
und dabei, nach einer von GRANT zusammengestellten Statistik, damals eine
Mortalität von 8⁰/₀ bei über 300 Fällen aufzeigte. Dagegen fand er nach dem
BINGELschen (lumbalen) Verfahren eine Mortalität von höchstens 2—3⁰/₀.
Jahrzehntelang war vor allem umstritten, welche Luftmenge notwendig sei,
um zu optimalen Bildern zu kommen. KOSCHEWNIKOW forderte 1926 für die
lumbal durchzuführende Encephalographie eine Menge von 90—100 ccm, JACOBI

und WINKLER verwandten 1927 noch Mengen zwischen 60 und 145 ccm, und TENDERGRASS hielt 1934 sogar eine möglichst vollständige Entfernung des Liquors für notwendig und wurde darin von LEPPIEN, GRANTS, GUTTMANN und STRECKER unterstützt. MALOSETTI berichtete, daß er in der Regel 50—60 ccm Liquor gegen Luft austausche, aber nur nach Austauschmengen von mehr als 150 ccm bei 95% der Aufnahmen volle Ventrikelfüllungen erreiche, bei einer geringeren Füllung jedoch nur bei 84%. SCHIERSMANN sah dagegen in einer allzu großen Luftfüllung sogar Behinderungen in der Deutung der encephalographischen Bilder, weil durch Überschneidung der Ventrikelkonturen Schwierigkeiten der topographischen Zuordnung auftreten könnten.

Die Encephalographie mit kleinen Luftmengen betrieb im Jahre 1928 erstmals LARUELLE. Seine Auffasung ist in der Folgezeit nicht unumstritten geblieben, es folgte ihm jedoch schließlich ein Großteil der Untersucher, wie beispielsweise DAVIDOFF und DYKE, die nach Injektion von 20 ccm Luft eine Aufnahme in ap-Lage anfertigen und daraus folgern, welche Gesamtmenge zur Füllung des Ventrikelsystems wohl erforderlich sei. Auch FLÜGEL, SCHIERSMANN, FRIEDBERG, KAUTZKY und ZÜLCH u. a. setzen sich für den langsamen und vor allem fraktionierten Austausch von kleinen Luftmengen in der Menge von jeweils 2, 3 oder 5 ccm ein. SÄKER fraktionierte gleichfalls in kleinen Mengen auf suboccipitalem oder lumbalem Wege und sah Mengen von 20—40 ccm für ausreichend hinsichtlich der Füllung der inneren Hirnhohlräume an, bei Mengen von 80—100 ccm für ausreichend zur Füllung auch der äußeren Liquorräume. GEILE und UDVARHELYI berichten über günstige Erfahrungen mit der Methode von BECKER und RADTKE, durch die sie nach lumbaler Insufflation von 12 bis 15 ccm Luft den 3. und 4. Ventrikel sowie den Aquädukt, und mit 25—30 ccm das gesamte Ventrikelsytem ausreichend beurteilen zu können glauben, langsamen Liquor-Luft-Austausch und richtige Kopfhaltung dabei vorausgesetzt.

Zahlreiche Untersucher versuchen auch durch bestimmte Lagerungen eine Verbesserung der Füllungstechnik zu erreichen. So beschrieb SCHMITKER 1940 einen besonderen Stuhl, auf den der Patient gesetzt wurde, und der mit einer Stütze für Stirn und Arme versehen war. READ verwandte am anästhetisierten Patienten einen Apparat, der einen Zug am Schädel ausübte und dadurch den Patienten, der in Schneiderart auf einem Tisch sitzt, in der erwünschten Stellung festhalten kann. VON STORCH und KARR erwähnen die Anwendung eines besonderen Stuhles, desgleichen COTTON, EMMERSON, NOLL, SOLANET und CRESANCE. BECKER und RADTKE versuchen wiederum durch besonders vorgebeugte Haltung des Kopfes eine isolierte Füllung des Ventrikelsystems bzw. der äußeren Liquorräume zu erreichen. SCHIERSMANN hat einen drehbaren Stuhl konstruiert, der mit einem Bajonettverschluß an einen Durchleuchtungstisch befestigt und für die Röntgenaufnahmen mit dem vorher hochgestellten Untersuchungstisch umgekippt werden kann, wobei der Patient nötigenfalls auf seinem Stuhl sitzenbleibt, und der Stuhl, wenn er in der Horizontallage hinderlich werden sollte, in wenigen Sekunden abgehängt werden kann.

KAUTZKY und ZÜLCH, denen wir uns anschließen, beugen bei der Punktion und Luftfüllung den Kopf des Patienten in der Halswirbelsäule leicht nach vorn, bis die Augen-Ohrlinie etwa 15 Grad zur Horizontalen geneigt ist (Abb. 3).

Sehr wichtige Untersuchungen hat BRONISCH durchgeführt, indem er Encephalogramme ohne Nachfüllung nach 24 Stunden kontrollierte. Dabei fand er gleichmäßige und ungleichmäßige Erweiterungen, Septumdurchbiegungen und pathologische Bilder bei ursprünglich normalen Erstbefunden, auf der anderen Seite aber auch Verringerungen ursprünglich krankhafter Befunde, z. B. bei Hirntumoren. Die nachträglichen Veränderungen beobachtete er in erdrückender Mehrzahl bei als pathologisch erwiesenen Erstbefunden, während sich andererseits bei normalen Erstbefunden nachträgliche Veränderungen nur in wenigen Fällen nachweisen ließen. BRONISCH leitete aus dieser Feststellung die Forderung ab, möglichst alle encephalographischen Röntgenaufnahmen nach 24 Stunden noch einmal wiederholen zu lassen.

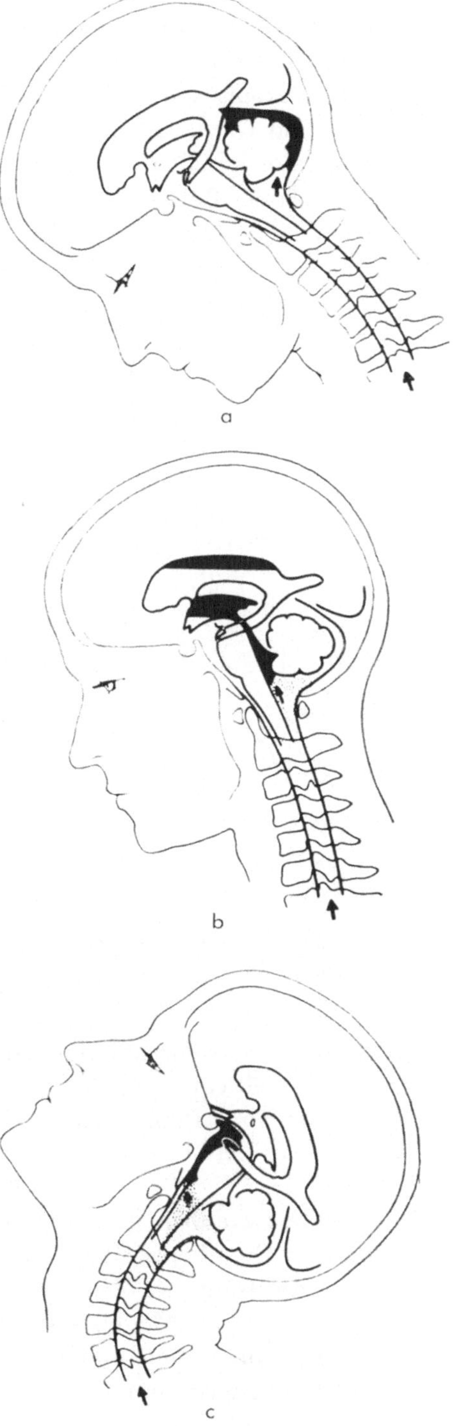

Abb. 3. Der Weg der Luft bei der lumbalen Luftfüllung je nach der verschiedenen Stellung des Kopfes

a) bei zu starker Beugung zur Hirnoberfläche,
b) bei mittlerer Stellung ins Ventrikelsystem,
c) bei Streckung in die basalen Zisternen
(aus Kautzky-Zülch)

Die Röntgenaufnahmen werden gewöhnlich so gemacht, daß eine ap-Aufnahme, eine pa-Aufnahme und rechts und links aufliegende Platten geschossen werden. Troland, Baxter und Schatzki, Balado und Oribe sind Anhänger von stereoskopischen Röntgenaufnahmen. Betoulières, Deppe und Roeder, Epstein und Davidoff, Janker, Kuhlendahl und Vieten, Palerac, Labauee und Dasseide schlagen tomographische Aufnahmen vor.

Hinsichtlich des Röhren–Plattenabstandes sind die Verfahrensweisen gleichfalls nicht einheitlich. Häufig werden Entfernungen von 70 cm empfohlen, Schiers-

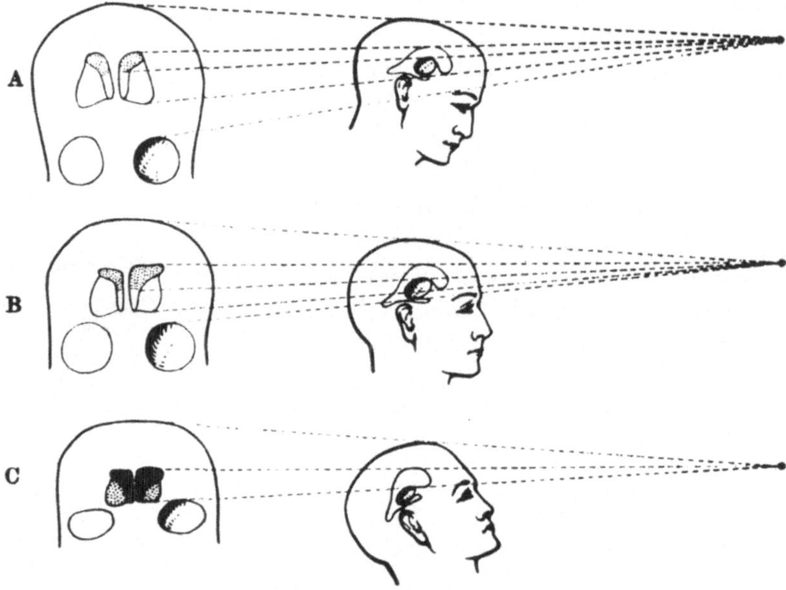

Abb. 4. Skizze nach Torkildsen. A = mentalwärts geneigter Schädel. B = Aufnahme parallel der deutschen Horizontalen. C = Frontalwärts geneigter Schädel

mann und die Mehrzahl der Untersucher bevorzugen jedoch einen Röhrenabstand von 90 cm.

Torkildsen und Pirie haben anhand schematischer Zeichnungen abgeleitet, welche Ventrikelformen bei verschiedener Röntgenprojektion entstehen (vgl. Abb. 4).

Insbesondere glauben diese Autoren, daß die Darstellung der oberen Grenze der basalen Ganglien weitgehend von dem Grade der Flexion des Kopfes, bzw. von der Richtung des Zentralstrahles abhängt, und insbesondere hat auch Jantz anhand von Modellversuchen interessante Vergleiche der Abhängigkeit von Röntgenprojektion und encephalographisch dargestellter Form der Hirnventrikel aufzeigen können.

2. Bisherige Normmaßstäbe und Deutung der Befunde

Bereits 1930 haben ABRAMOWITSCH und WINKLER — wenn auch nur an wenigen Fällen — Messungen an encephalographischen Röntgenaufnahmen vorgenommen und damit den Weg geöffnet für eine Reihe späterer Untersuchungen. Diese erbrachten schließlich größtenteils die Auffassung, daß es nur von geringem Wert ist, seitliche Röntgenaufnahmen des Pneumencephalogramms oder auch die pa-Aufnahme zu Messungen heranzuziehen, weil Krümmung und Länge der Seiten-, Hinter- und Unterhörner außerordentlich starken individuellen Schwankungen ausgesetzt sind, die Hinterhörner beispielsweise lang ausgezogen, kurz und gedrungen, gedoppelt sein oder aber auch ganz fehlen können. Dementsprechend wiesen BOENING und CONSTANTINU, WINKLER, SCHIERSMANN u. a. darauf hin, daß bei der Beurteilung des Ventrikelsystems die ap-Aufnahme die wichtigste sei, weil das Bild der Vorderhörner am wenigsten individuellen Schwankungen gröberer und grundsätzlicher Art unterliege. LINDGREN stellte 1951 wichtige Fehlerquellen bei der encephalographischen Diagnose der Hirnatrophie zusammen und wies darauf hin, daß ein nicht genügend röntgenologisch versierter Untersucher allzu leicht etwas in die Bilder hineinlesen könne, was objektiv nicht begründet sei. Die Grenzen des Normalen seien immer noch nicht sichergestellt. Ein kurzer hoher Schädel beherberge, von der Seite gesehen, stärker konvexe Seitenventrikel als ein langer und niedriger. Die Weite des normalen Seitenventrikels im ap-Bild betrage im allgemeinen $^1/_3$ der Distanz zwischen Mittellinie und Schädelkapsel, eine ungleichmäßige Verteilung der Luft in den Seitenventrikeln könne aber eine ungleichmäßige Erweiterung vortäuschen.

1948 gab BRONISCH eine Übersicht über 1112 in den Jahren von 1942 bis 1946 in der Psychiatrischen und Nervenklinik der Universität Heidelberg durchgeführte Encephalographien. Er führte dabei aus, daß bis zu 10% aller Patienten, im Durchschnitt 12%, encephalographiert worden seien, wobei sich 51% »normale« Befunde mit 49% pathologischen die Waage gehalten hätten. Unter letzteren seien Ventrikelerweiterungen aller Art mit 92% bei weitem überwiegend gewesen. WAGNER berichtete 1951 über 277 in $7^1/_2$ Jahren an der Kopenhagener Klinik durchgeführte Encephalographien, bei denen sich 85 Fälle mit der röntgenologischen Diagnose Hirnatrophie gefunden hätten, deren Ursache 35mal traumatisch und 32mal unklar gewesen sei.

Untersuchungen von F. KEHRER ist es zu verdanken, daß neben der Erweiterung des Ventrikelsystems auch dessen Verkleinerung klinisch Beachtung erfahren hat. Die von ihm so genannte Mikroventrikulie fand KEHRER vor allem bei Migräne, gelegentlich auch Epilepsie und »chronischer Cephalea«. Er wies darauf hin, daß es sich hier um durchaus symmetrische Bilder handele, bei denen im Verhältnis zur Größe des Gehirns — also auch des im Röntgenbild meßbaren Schädeldurchmessers — die Hirnkammern, speziell die Seitenventrikel auffällig klein erschienen ohne Anomalien der Form aufzuweisen. Übereinstimmend mit KEHRER betont SCHIERSMANN, daß dabei eine Größenanomalie der äußeren Liquorräume nicht vorkommt. Diese Mikroventrikulie ist nach SCHIERSMANN nicht mit Verkleinerungen des Ventrikelsystems bei akuten Schwellungszuständen zu verwechseln. Hierbei komme es zu einer Verkleinerung der Ventrikel und zu einer Verquellung der basalen Zisternen und auch der Oberfläche der Convexität, die dann aber im allgemeinen jede Strukturzeichnung vermissen lasse. Bei der Mikroventrikulie seien dagegen die Bilder klar und plastisch, andernfalls »flau«. — R. WANKE berichtete kürzlich über seine Versuche und Beobachtungen an Schädelverletzten und fand — worauf schon SCHIERSMANN und JUNGE aufmerksam gemacht hatten — in einer sehr interessanten Gegenüberstellung, daß von den zahlreichen in seiner Klinik aufgenommenen frischen Kopfverletzten ein zunächst sehr hoher Prozentsatz der kurz nach dem Unfall encephalographierten Patienten ein sehr kleines Ventrikelsystem zeigte, während vom 21. Tage danach an kleine Ventrikelformen im ap-Bild wieder außerordentlich selten beobachtet worden seien. Umgekehrt registrierte er große Ventrikel unmittelbar nach einem Schädelunfall anfangs

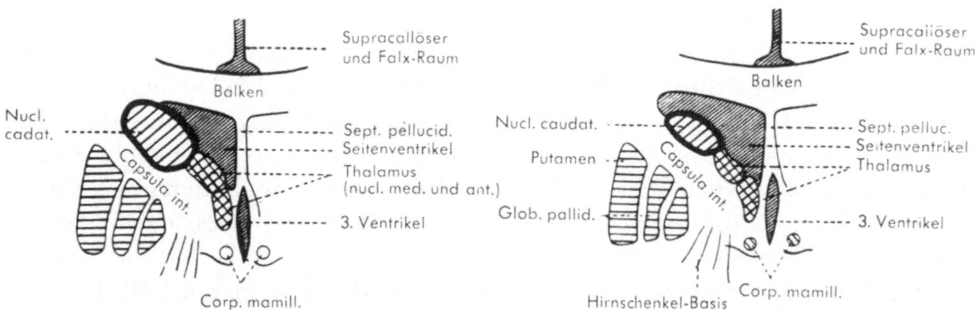

Abb. 5. Übersicht über die ventrikelnahen Hirngebiete, rechts der Encephalogrammtyp bei Volumenminderung des Striatum (nach Hempel). Aus O. Schiersmann, Einführung in die Encephalographie

außerordentlich selten, dann aber etwa vom 21. Tage nach dem Unfall in einem sehr hohen Prozentsatz. Er schloß hieraus, daß es — auch bei einfachen Commotionen — häufig zu (vorübergehenden) Hirnödemen komme, die zu einer Verkleinerung des Ventrikelsystems und u. U. später — spätestens etwa nach 4 oder 6 Wochen — durch Ödemsklerose zu Ausweitungen des Kammersystems führten. Hinsichtlich der zeitlichen Festlegung dieser Veränderungen haben

SCHÖNBAUER und BRUNNER bei früheren, tierexperimentellen Untersuchungen nicht ganz entsprechende Ergebnisse erzielt.

In bezug auf lokale Veränderungen an den Ventrikelbildern vertrat HEMPEL die Auffassung, daß eine Volumenverminderung des Striatum encephalographisch zu einer Verbreiterung der Seitenventrikel im Bereich der äußeren oberen Hirnkammergrenze führe (Abbildung 5).

Derartige Befunde will HEMPEL bei Schwachsinnsverdächtigen mit athetoiden Störungen verschiedenster Gradausprägung gefunden haben und glaubt an eine für die Art des Leidens spezifische Bedeutung. Diese Abrundung der oberen äußeren Ventrikelkante, der »Umschlagstellen«, wird im übrigen von fast allen Autoren als relativ sicherster Ausdruck einer bestehenden, wenn auch erst leichten Ventrikelerweiterung angesehen. Sie ist naturgemäß metrisch nicht zu erfassen, es kann aber zumindest kaum zweifelhaft sein, daß solche Abrundungen nicht etwa wesentlich auf Projektionsabhängigkeiten beruhen, wie wir selbst bei zahlreichen Kontrollen von unter verschiedenen Projektionsbedingungen aufgenommenen Filmen feststellen konnten. Das zeigt in einem Beispiel auch der Vergleich der beiden Abbildungen 6 und 7, die bei einer Aufnahmeänderung um 12 Grad cranial-exzentrisch erzielt wurden. Aber auch bei noch weiterer Kopfbeugung sind hier Änderungen ebensowenig feststellbar gewesen wie bei entsprechenden Haltungsänderungen in caudal-exzentrischer Richtung oder bei fixierter Kopfhaltung und cranial oder caudal gekippter Röntgenröhre.

Bei Versuchen zu einer Norm der encephalographischen Ventrikelgröße zu kommen, setzte z. B. HEIDRICH in planimetrischen Feststellungen Größen der Ventrikelflächen in der ap-Aufnahme bis zu 2,0 cm³ als normal fest, »um den sicherlich vorhandenen Schwankungen Raum zu geben«. Mit dieser Bewertungsgrundlage fand er bei 170 untersuchten Patienten, die vor verschieden langer Zeit ein stumpfes Schädeltrauma erlitten hatten, 143mal eine Erweiterung der Hirnkammern, von denen er 45 auf Commotionen und 98 auf Contusionen zurückführte. Bei 98 Contusionen fand er in 97 Fällen eine allgemeine Ventrikelerweiterung.

WOLFF und BRINKMANN haben das Maß der Ventrikel und einer Fläche, welche sie als Hirnoberfläche bezeichnen, bei 37 »normalen« Patienten mit einem Planimeter ausgemessen und in einem Quotienten festgelegt. Dabei berücksichtigten sie, daß bei älteren Leuten das Ventrikelsystem größer wird, und machten auch auf die bekannte Tatsache aufmerksam, daß sich Größe und Form des Ventrikelsystems in der Seitenaufnahme mit der des Schädels verändern. RENNERT wies jedoch darauf hin, daß das Verfahren der Planimetrie noch zu viele Fehlerquellen aufweist und sich noch keine ausreichend objektiven Werte für das Verhältnis Hirnquerschnitt—Ventrikelquerschnitt errechnen lassen, weil im Encephalogramm schon die Flächenformen des ap-Bildes mit der Projektion wechseln, wie insbesondere von TORKILDSEN und PIRIE nachgewiesen worden ist. Unsere Abbildungen 6 und 7 zeigen in entsprechender

Weise zwei ap-Bilder vom gleichen Patienten, bei dem in Abbildung 6 die Richtung des Zentralstrahles auf die Nasenwurzel gerichtet war, während bei der Abbildung 7 der Zentralstrahl die Nasenwurzel in einem Einfallswinkel von nur 12 Grad cranial-exzentrisch traf. Es zeigt sich aus den beiden Bildern, daß zumindest in der Höhenausdehnung der Ventrikel beachtliche Unterschiede

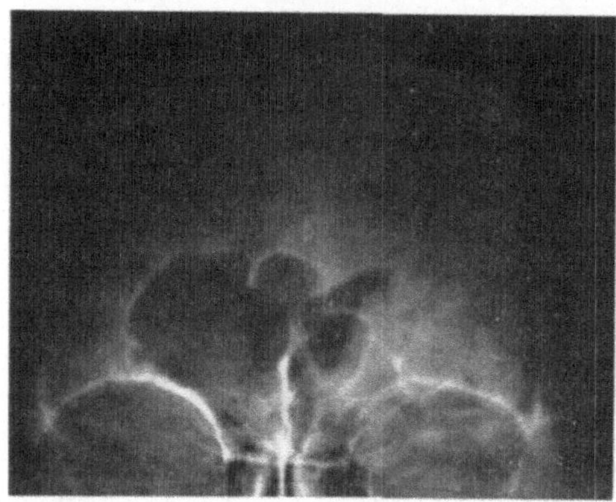 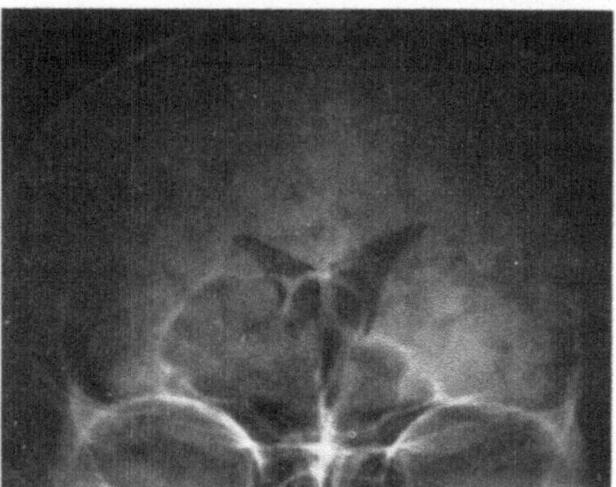

Abb. 6. Encephalogramm (ap-Bild) mit Richtung des Zentralstrahles auf die Nasenwurzel

Abb. 7. Encephalogramm des gleichen Patienten mit einem Einfallswinkel des Zentralstrahles von 12° cranial-exzentrisch

bestehen und dadurch natürlich planimetrische Erhebungen allzu abhängig sind von den Projektionsbedingungen bei der Röntgenaufnahme. WOLFF und BRINKMANN stellten bei einer Projektionsänderung um 12 Grad cranialwärts von der deutschen Horizontalen fest, daß z.B. die verglichenen Ventrikelflächen um 0,7 cm³ in ihrer Größe (= 24,6⁰/₀) differieren konnten. Berücksichtigt man fernerhin die individuelle Variabilität der Ventrikelformen an sich, so ergibt sich sehr leicht, daß eine planimetrische Untersuchung, die den Höhenfaktor der projizierten Seitenventrikel zu sehr berücksichtigt, nicht sehr befriedigen kann. H. E. KEHRER fand bei ähnlich angelegten Untersuchungen durchschnittliche Ventrikelquotienten von 40,99 im Alter von 10—19 Jahren, bis 25,27 in der Altersgruppe 50—59 Jahre. Mit WOLFF und BRINKMANN stellte er ein etwa gleichmäßiges altersabhängiges Absinken der mittleren Quotienten, beginnend schon im 3. Dezennium fest. Die entscheidenden Variationsmöglichkeiten »normaler« Befunde haben WOLFF und BRINKMANN und KEHRER allerdings nur am Rande berücksichtigt.

NÜRNBERGER und SCHALTENBRAND haben bei Messungen unter Anwendung des Spaltblendenverfahrens Beziehungen zwischen Schädelgröße und Ventrikelgröße untersucht. Sie richteten sich gleichfalls nach den inneren Schädelmaßen und gaben für ihr röntgentechnisches Verfahren absolute Maße der Größe des normalen Ventrikelsystems des Erwachsenen an.

Nach SCHIERSMANN vergrößert eine Erweiterung der Seitenventrikel vor allem und am regelmäßigsten deren Breite, wenn man von Narbenzügen nach oben absieht. SCHIERSMANN setzt deshalb die auf der ap-Aufnahme gemessene größte Schädelbreite zur größten Ventrikelbreite in Beziehung, so daß sich für dieses Verhältnis ein Index ergibt, der einen gewissen Anhalt bietet. Er hält Indices von über 4,0 für nahezu sicher normal, während er Indices von 3,5 bis 4,0 für plump, von 3,0 bis 3,5 für mäßig und unterhalb 3,0 für sicher und erheblich hydrocephal erweitert ansieht. Hier zeigt sich bereits eine Diskrepanz zu LIND-GREN, der die normale Ventrikelweite mit $^1/_3$ der Schädelbreite, in einen Quotienten übersetzt, mit einem Index von 3,33 im allgemeinen als normal ansetzt. EVANS rechnete mit Quotienten von 0,2—0,25 bei einer Schwankung von 0,16 bis 0,29 für das »Normale«. Werte zwischen 0,25 und 0,30 hielt er für leicht und darüber für erheblich erweitert. In der Umrechnung dieser Quotienten durch Vertauschung von Dividend und Divisor zur Vergleichbarmachung ergeben sich

Autor	normal	plump	mäßig erweitert	sicher erweitert
Schiersmann	> 4,0	4,0—3,5	3,5—3,0	< 3,0
Lindgren	3,33			
Evans	6,25 — 3,44		3,43—3,13	< 3,33

Tab. 1. Gegenüberstellung von Ansichten über die Bewertung von Indices aus Schädel- und Ventrikelbreite

die in Tabelle 1 niedergelegten Vergleichsmaße, die gleichzeitig eine Gegen-überstellung der bisher bekannten Maße für das Verhältnis Schädelbreite—Seitenventrikelbreite bringt. Aus ihr wird ersichtlich, mit welchen Unsicher-

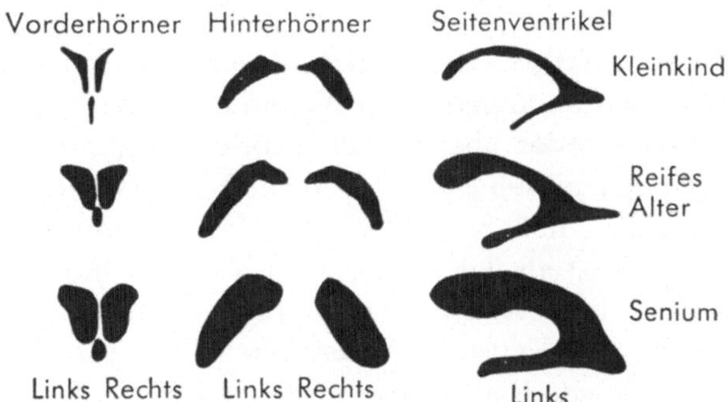

Abb. 8. Ventrikelgröße und -form in den verschiedenen Altersstufen (nach Heinrich)

heiten der »gemessene« Normalbefund noch belastet ist, ganz abgesehen von dem wesentlich entscheidenderen Umstand, daß die Maße der Altersverände-rungen mit ihren Grenzwerten nicht vorliegen, so daß es, im ganzen gesehen, noch weitgehend unbestimmt ist, wie etwa das durchschnittliche Altersgehirn in seiner Ventrikelgröße beschaffen sein kann, und inwieweit Variationen dabei von Bedeutung sind. HEINRICH hat zwar in seiner in dieser Beziehung grundlegenden Arbeit die in der Abbildung 8 gezeigten Vergleichsgrößen angeboten, und KAUTZKY und ZÜLCH gaben die in der Abbildung 9 gezeigten Reproduktionen von »typischen« Fällen; verläßliche Grenzbereiche über das Maß des »normalen« Schwankungsbereiches im Alter liegen jedoch nicht vor.

KAUTZKY und ZÜLCH halten entgegen SCHIERSMANN auch nicht für gesichert, daß die »größte Kammerbreite der Seitenventrikel« wirklich das beste Maß für eine Ventrikelerweiterung darstelle, sondern glauben, daß ein »viel feinerer Index« sich bei einer Breitenmessung in der Höhe des Foramen Monroi finde.

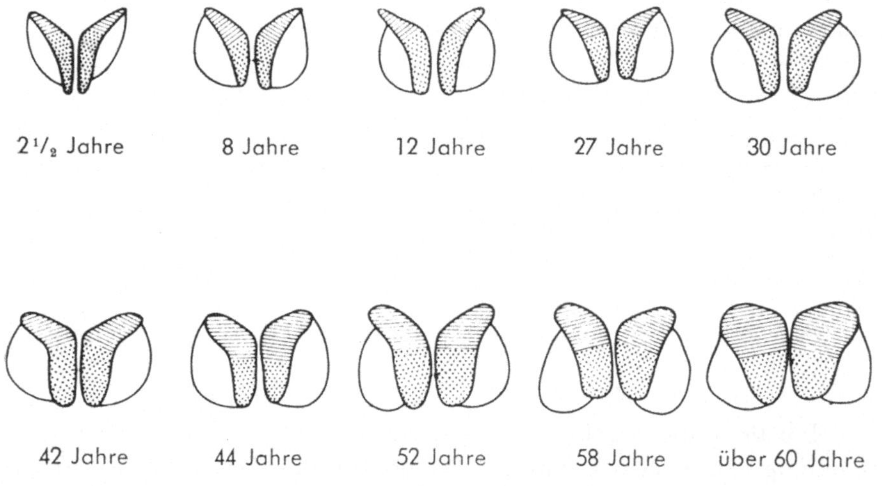

Abb. 9. Durchschnittliche Größe und Gestalt der Kammern im ap-Bild in den einzelnen Altersgruppen (aus Kautzky-Zülch)

Für praktisch wichtiger als geringfügige Erweiterungen der Hirnkammern wurden im allgemeinen Asymmetrien der Seitenventrikel gehalten. Daß solche Asymmetrien aber immer in Beziehung zur Gesamtgröße der Ventrikel gesetzt werden müssen, hat vor allem SCHIERSMANN betont. Es besteht Einmütigkeit darüber, daß beim Rechtshänder gewöhnlich der linke Seitenventrikel etwas größer ist als der rechte, wohl als Ausdruck einer funktionellen Überwertigkeit der linken Großhirnhemisphäre (ASSMANN, BREHME, HEIDRICH, JACOBI und WINKLER, KRUSE, SCHIERSMANN u. a.). Fixe Verhältnis- und Grenzzahlen sind bisher jedoch auch hier nicht angegeben, und die Bewertung dieser besonders wichtigen Asymmetrie überläßt z. B. sogar SCHIERSMANN der persönlichen Erfahrung des Untersuchers. Hinsichtlich des 3. Ventrikels werden Werte über 0,5 cm Breite von FROWEIN und HARRER, GÖLLNITZ, SCHIERSMANN, SCHIFFER und SCHMIEDER als pathologisch angesehen. SIMMA spricht sogar nur »von einem normalerweise 0,15—0,3 cm breiten« 3. Ventrikel. DAVIDOFF und DYKE errechneten 0,2—0,8 cm (bei absoluten Seitenventrikelmaßen von 3,5—4,5 cm) bei 53 zugrunde gelegten Fällen. NÜRNBERGER und SCHALTENBRAND haben bei orthoradiographischer Messung Größen zwischen 0,3—0,6 cm festgestellt. HUBER hält Werte bis zu 0,59 cm für normal, Werte von 0,6—0,79 cm für »leicht«, von 0,8 bis 0,99 cm für »mäßig«, von 1,0—1,19 cm für »erheblich« und Werte von über 1,2 cm für »hochgradig« erweitert, wobei er — wie DAVIDOFF und DYKE — höhere Werte als 0,8 cm für sicher pathologisch ansieht. Auch hier zeigt die dargebotene Tabelle 2 die Beachtlichkeit der Auffassungsdifferenzen von zweifellos ganz besonders erfahrenen Untersuchern.

Autor	normal	leicht erweitert	mäßig erweitert	erheblich erweitert	hochgradig erweitert
Schiersmann	< 0,5				
Göllnitz	< 0,5				
Schiffer	< 0,5				
Schmieder	< 0,5				
Frowein u. Harrer	< 0,5				
Simma	0,15—0,3				
Huber	< 0,59	0,6—0,79	0,8—0,99	1,0—1,19	> 1,2
Davidoff u. Dyke	0,2—0,8				
Nürnberger u. Schaltenbrand	0,3—0,6				
Larsby u. Lindgren	0,45		0,75		

Tab. 2. Gegenüberstellung von Ansichten über die Größe des 3. Ventrikels

3. Die Ansichten über das Pneumencephalogramm bei verschiedenen Krankheiten in der Literatur

Nach diesen Gegenüberstellungen wird es verständlich, daß sich bei Durchsicht der außerordentlich umfangreichen Literatur kaum ein Krankheitsbild der Psychiatrie und Neurologie findet, bei dem nicht schon »pathologische« encephalographische Befunde erhoben worden wären. Nirgends wird so deutlich, daß die Beurteilung des noch als normal oder pathologisch aufzufassenden Hirnluftbildes, zumindest in Grenzbereichen, weitgehend subjektiver Art ist, wenn bedacht wird, daß die Mehrzahl aller Untersucher nicht einmal die bisher inaugurierten Maßeinheiten berücksichtigt hat, sondern sich nach ihrer »Erfahrung« richtete.

Entsprechend der Zielstellung dieser Arbeit sollen hier die natürlich lokal begründeten Veränderungen der encephalographischen Röntgenaufnahmen bei Tumoren nicht berücksichtigt, sondern es soll versucht werden, die Problematik des bisherigen diagnostischen Urteils allein durch die Mitteilung einiger bei verschiedenen Krankheiten und Abnormitäten angestellter Deutungen anzureißen, ohne damit auch nur annäherungsweise einen Anspruch auf Vollständigkeit der mitgeteilten Ansichten erheben zu wollen.

Dabei ist zunächst von Interesse, daß WINKLER 1931 78 Fälle von angeborenem und früh erworbenem Schwachsinn encephalographisch untersucht hat. In 31 Fällen fand er dabei deutliche, in 13 weiteren Fällen geringgradige Erweiterungen der Ventrikelräume, die in Anbetracht der unscharfen Übergänge vom Normalen zum Pathologischen nicht als sicher krankhaft gewertet wurden. In 19 Fällen registrierte WINKLER keine Abweichungen von der Norm. Bei einem Vergleich des encephalographischen Befundes mit dem neurologischen ergab sich, daß von 33 Fällen mit regelwidrigem encephalographischem Befund nur 13mal neurologische Abartigkeiten, z. T. ganz geringfügiger Art, bestanden. Umgekehrt zeigte sich in einem Vergleich der neurologischen Befunde mit den encephalographischen, daß bei 27 Fällen mit regelwidrigen klinischen Befunden 3mal ein »normales« Encephalogramm vorlag.

Hinsichtlich der Beurteilung bei der Epilepsie beschreibt die Mehrzahl aller Untersucher »plumpe« Vetrikelformen. Zunächst berichtete LAUBENTHAL über encephalographische Erfahrungen bei insgesamt 285 Kranken. Unter 50 nach klinischen und erbbiologischen Gesichtspunkten ausgewählten Fällen erblicher Fallsucht und weiteren 26 Fällen, bei denen diese Diagnose ganz überwiegend wahrscheinlich erschien, hat LAUBENTHAL ein zahlenmäßiges Überwiegen encephalographisch nachweisbarer Veränderungen sowohl der Subarachnoidal- als

auch der Ventrikelfüllung festgestellt. Die Subarachnoidalfüllung war in etwa
$^1/_5$ der Fälle »ungleichmäßig«, in etwa der Hälfte abnorm reichlich. Die Ventrikelfüllung entsprach lediglich »bei etwa $^1/_{10}$ der Fälle der Norm«. Es fanden
sich häufig Erweiterungen der Seitenventrikel (etwa $^3/_5$ der Fälle), Differenzen
der Ventrikelweite ($^2/_5$ der Fälle) und Erweiterungen des 3. Ventrikels (etwa
$^4/_5$ der Fälle), die gradmäßig meist stärker ausgeprägt erschienen als die der
Seitenventrikel. Erweiterungen der Ventrikel ausgesprochen hydrocephaler
Grade gelangten bei Fällen erblicher Epilepsie nicht zur Beobachtung. Sichere
Beziehungen zwischen der Dauer des Leidens und der Schwere des Verlaufes,
der Ausprägung der psychischen Veränderungen und dem encephalographischen
Bild fand LAUBENTHAL nicht. — Bereits 1931 hatte GROSS über seine Erfahrungen mit 25 Epileptiker-Encephalogrammen berichtet, die er im allgemeinen als
normal ansah. Abgesehen von lokalen Zugveränderungen bei fokalem Anfallscharakter beschrieb GROSS aber bei schweren Fällen mit häufigen Anfällen und
ausgeprägten Charakterveränderungen starke, unregelmäßige »Abweichungen«
neben gleichmäßiger Vergrößerung der Seitenventrikel. Auffallend häufig will
er auch eine Verbreiterung des 3. Ventrikels festgestellt haben. — PEREIRA DA
SILVA stellte fest, daß von 181 Epileptikern 82 ein normales und 99 ein pathologisches Encephalogramm aufwiesen. Als Folge von atrophischen Herden sah
er Luftansammlungen über der Hirnrinde, Erweiterungen der basalen Zisternen, des ganzen oder einzelner Teile des Ventrikelsystems, Fehlen von Luft in
den Furchen zwischen den Hirnwindungen und dem Ventrikelsystem. — Nach
SCHIERSMANN finden sich encephalographische Veränderungen »vor allem« bei
solchen Kranken, bei denen der ganze Verlauf des Leidens atypisch ist, und sich
außerdem neurologische oder serologische Befunde ergeben, die für sich allein
noch nicht unbedingt pathologisch zu sein brauchen, in Verbindung mit einem
von der Norm abweichenden Encephalogramm die Wahrscheinlichkeit einer
exogenen Natur des Krampfleidens jedoch nahelegen. LEPPIEN beobachtete mit
der von ihm angegebenen Aspirationsmethode bei 70 sicher genuinen und 29
wahrscheinlich genuinen Epileptikern Erweiterungen der äußeren und inneren
Liquorräume mäßigen Grades mit leichter Asymmetrie der Ventrikel und nicht
seltenem Ausbleiben der Ventrikelfüllung. LARSBY und LINDGREN sahen bei
125 Encephalogrammen 17 ungenügende Füllungen trotz erheblicher Luftmengen (bis 120 ccm) und fanden bei einem Fokusabstand von 60 cm 59mal
über 25 mm weite Seitenventrikel. Bei 30 Fällen lag die Ventrikelweite unter
23 mm und wurde als normal bezeichnet.
Hinsichtlich der encephalographischen Untersuchungen nach Hirnverletzung
wurden frühere Untersuchungen in Deutschland, vor allem von FOERSTER und
seiner Schule gerade in den letzten Jahrzehnten aufgebaut und verfeinert.
TÖNNIS und seinen Mitarbeitern verdanken wir dabei systematische Untersuchungen, die für die Beurteilung von Folgezuständen nach Hirnverletzung
bedeutungsvoll sind. So werden Verziehungen, nach FOERSTER Ventrikelwanderungen genannt, des auf der traumatisierten Seite erweiterten und zipflig aus-

gezogenen Ventrikels beschrieben. Kommt es infolge des Traumas zum Substanzverlust, sei es durch Blutung oder anschließende Einschmelzung, sei es durch encephalitische Prozesse, dann wird sich der Ventrikel zu diesem Substanzverlust hin vorwölben, und es kommt dann nicht zu einer zipfeligen Ausziehung, sondern zu einer rundlichen Ausbuchtung.

Nach JUNGE und WANKE wird das encephalographische Bild im akuten Stadium des Traumas durch das Ödem beherrscht, das wiederum generalisiert auf eine Hemisphäre oder auch nur den Ort der Gewalteinwirkung beschränkt sein kann und eine Verkleinerung der Liquorräume mit sich bringt. Insbesondere auf den letzteren Gesichtspunkt hat JUNGE in der Sitzung der Gesellschaft deutscher Neurologen und Psychiater im September 1950 hingewiesen. Er fand bei frischen, gedeckten Hirnverletzungen als Allgemeinreaktion des Gehirns eine symmetrische Einengung der Seitenventrikel im Sinne einer Hirnschwellung mit einer typischen, eselsohrförmigen Ausziehung der oberen Ecken als Folge der Vergrößerung auch der Stammganglien, und weiterhin zusätzliche symmetrische Einengungen durch collaterale Ödeme ohne Massenverschiebung, von typisch gelegenen Quetschherden ausgehend, meist im vorderen Hirnkammergebiet. Von JUNGE wurden auch wichtige, und da am Leben gewonnen, dem autoptischen Befunde überlegene Aufschlüsse über den zeitlichen Ablauf der Volumenschwankungen des Gehirns ermittelt. Hirnschwellung und Hirnödem werden nach ihm bereits in der 3. Woche nach dem Trauma von encephalographisch sichtbaren atrophischen Vorgängen abgelöst. Ganz ausgeprägt zeigte das vor allem das kindliche Gehirn. In der 4. und 5. Woche bereits könne häufig das ausgeprägte Bild eines Hydrocephalus internus nachweisbar werden, und Schwere der klinischen Symptome und Stärke der Volumschwankungen lägen meist parallel. R. WANKE berichtete 1959 auf Grund chirurgischer Erfahrungen die gleichen Ergebnisse und erwähnte, daß ein Hydrocephalus traumaticus bereits spätestens 4—6 Wochen nach dem Trauma ausgeprägt sei. Kleine Ventrikel finde man bei Encephalographien kurz nach Schädelunfällen bis zum 21. Tage häufig, dann aber nicht mehr so oft, bei großen Ventrikeln verhalte es sich umgekehrt. WANKE schließt daraus, wie JUNGE, daß es nach Schädeltraumen häufig zunächst zu Hirnödemen, z. T. erheblichen Ausmaßes komme, die das Ventrikelsystem, beurteilt nach der ap-Aufnahme, zu einem schmalen Spalt zusammendrängen oder sogar Füllungen verhindern könnten. —

Hinsichtlich hungerdystrophischer Folgezustände beschrieb besonders W. SCHULTE Ventrikelausweitungen gleichmäßiger Art, eine Abrundung der Flügelspitzen, ein Verstreichen der Taillen, eine birnen- oder kugelförmige Erweiterung des 3. Ventrikels, vor allem bei jungen Dystrophikern. 1958 vertraten W. SCHULTE und R. STIAWA den Standpunkt, daß Ventrikelausmessungen zu keinem höheren Grade von Exaktheit bei der Beurteilung führen würden und oft weniger verläßlich seien, als der »Blick der Erfahrung«. Auch JACOBSEN beschrieb 1955 Encephalogramme von 15 Personen, die in deutschen Konzentrationslagern eine Hungerdystrophie durchgemacht hatten und 1952 zu einer

Nachuntersuchung gelangt waren. Bei den 12 angefertigten Luftencephalogrammen fand sich 8mal eine mäßige Hirnatrophie, von den untersuchten Patienten hatten jedoch 5 niemals unter cerebralen Symptomen gelitten. In ähnlicher Weise berichtete SCHMIEDER über 44 encephalographische Untersuchungen bei Folgezuständen nach Fleckfieber und betonte den diagnostischen und manchmal auch therapeutischen Wert dieser Maßnahme. In $^2/_3$ seiner Fälle fand er nach den SCHIERSMANNschen Maßstäben Abweichungen von der Größennorm, in fast der Hälfte ungewöhnliche Formen des 3. Ventrikels.

Hinsichtlich der encephalographischen Untersuchungen bei progressiver Paralyse berichteten GUTTMANN und KIRSCHBAUM bereits 1929 über die Untersuchungen von 42 typischen Fällen mittleren Lebensalters, unter denen sich 16 Erkrankte mit Krankheitsdauer von höchstens einem Jahr befanden. Bei diesen sahen sie keine Vergrößerung der Ventrikel, bei fortschreitendem Verlauf jedoch deutliche Erweiterungen der Hirnkammern. Interessanterweise fanden die Autoren auch, daß der linke Ventrikel in 14 von 16 Fällen, und zwar 6mal sogar ganz beträchtlich, weiter war als der rechte. Der dritte Ventrikel erschien 12mal, und zwar besonders bei den ungünstigsten Fällen vergrößert, bei den 26 zeitlich fortgeschritteneren Fällen fanden sich alle diese Befunde in verstärktem Ausmaße, jedoch wurde kein festes Verhältnis zwischen Krankheitsdauer und Schwere des encephalographischen Befundes festgestellt. Seitenventrikelasymmetrien wurden unter den 26 Fällen 21mal beobachtet, davon 17mal der weitere Ventrikel links. Einer der Fälle mit stärkerer Erweiterung des rechten Ventrikels war hereditärer Linkshänder.

YAMAMOTO berichtete 1940 über Untersuchungen an 45 Paralytikern, bei denen er Erweiterungen und Deformierung der Seitenventrikel und meist auch des 3. Ventrikels sowie verstärkte Oberflächenzeichnung, besonders im Bereich des Frontallappens, fand. Er nahm Veränderungen mit dem Fortschreiten des Leidens an, und in fast der Hälfte aller Fälle sah er eine subtentiorelle Luftfüllung, die er als Ausdruck einer Kleinhirnatrophie deutete. Die Befunde von GUTTMANN und KIRSCHBAUM hinsichtlich Erweiterungen zu Gunsten der linken Großhirnhemisphäre glaubte YAMAMOTO jedoch nicht bestätigen zu können. — GINZBERG war der Auffassung, daß die typische progressive Paralyse auch ein typisches Encephalogramm liefere, welches über Größe und Ausdehnung des paralytischen Prozesses orientiere. Hinsichtlich der Asymmetrie der beiden Seitenventrikel im ap-Bild glaubte er, auf der der erweiterten Seite entgegengesetzten Körperhälfte eine stärkere Reflexsteigerung feststellen zu können. PÖNITZ berichtete 1931 über 100 Fälle von encephalographierten Paralysen vor der Malariakur und fand seine Auffassung, daß man aus den encephalographischen Bildern bei der Paralyse prognostische Schlüsse bezüglich der Wirksamkeit der einzuleitenden Kur ziehen könne, bestätigt. Wo bei starker Erweiterung trotzdem eine gute Remission zustande gekommen sei, habe sich wiederholt herausgestellt, daß diese Patienten ein altes Schädeltrauma mit Meningitis serosa durchgemacht hätten oder anderweitige, ätiologisch unklare cerebrale Erkrankungen im Kindesalter. — SCHIERSMANN wiederum sah bei den Encephalogrammen von Paralytikern — wie BINGEL und WARTENBERG — gelegentlich Asymmetrien nicht gröberer Art, auch vereinzelte allgemeine Ventrikelerweiterungen, doch glaubte SCHIERSMANN, daß die Befunde »in ihrer Gesamtheit keineswegs derartig typisch« seien, um »auf Grund der encephalographischen Bilder mit Sicherheit die Diagnose einer progressiven Paralyse stellen« zu können.

Bei der epidemischen Encephalitis fanden OMOROKOW und WISCHNEWSKY 1928 in einigen Fällen normale Befunde, in anderen aber eine Deformierung und Erweiterung der Ventrikel und Erweiterung der Subarachnoidalräume. In letzteren Fällen sei das akute Stadium der Erkrankung besonders schwer verlaufen und es sei im chronischen Stadium zu stärkeren Hyperkinesen gekommen, außerdem hätten sich in der Anamnese Alkoholismus und Kopftraumen gefunden. Nach SCHIERSMANN findet sich bei alten Encephalitiden eine Erweiterung des Ventrikelsystems als Ausdruck eines Ersatzes des der Entzündung zum Opfer gefallenen Hirngewebes durch Flüssigkeit.

Bei Intoxikationen sahen MEYER, FLÜGEL und SCHIERSMANN Erweiterungen der Gesamtliquorräume; nach CO-Vergiftung beschrieb SCHIERSMANN in zwei Fällen erhebliche Erweiterungen sowohl der Seitenventrikel als auch besonders des 3. Ventrikels und eine ausgesprochen grobfleckig verstärkte Füllung des gesamten Subarachnoidalraumes. Bei beiden Kranken war es später zu epileptiformen Krampfanfällen gekommen, die von SCHIERSMANN als exogen gewertet wurden.

Besonders interessante Befunde ergaben die Untersuchungen bei schizophrenen Erkrankungen. Ohne hier auf die Schwierigkeiten der Terminologie und diagnostischen Übereinstimmung einzugehen, sei berichtet, daß MOORE, ELIOTT und LAUBACH an 50 ausgewählten Fällen eine vorwiegend die Scheitellappen und Inselgegend betreffende Hirnatrophie festgestellt hatten und 25 Fälle Vergrößerungen der Ventrikel und der basalen Zisternen zeigten. Der Grad der psychischen Erkrankung sei annähernd in Übereinstimmung mit dem Grad der Hirnatrophie. FOERSTER berichtet über 21 encephalographische Röntgenaufnahmen von *Schizophrenen*, die alle eine mäßige, aber sichere Erweiterung der Seitenventrikel und des 3. Ventrikels sowie eine vermehrte Oberflächenzeichnung gezeigt hätten. Auch LEMKE war der Auffassung, daß die Stärke der geistigen Störung bei der Schizophrenie annähernd mit dem Grade encephalographischer Veränderungen übereinstimme. Er fand bei 100 Schizophrenen 89mal Asymmetrien in den Ventrikeln, die er als disponierenden Faktor der Schizophrenie ansah. Bei einem späteren Bericht über weitere 105 Schizophrene vertrat LEMKE den Standpunkt, daß jede Schizophrenie, die einen schweren Verlauf nehme, ein abnormales Encephalogramm habe. Dieses sei aber nicht auf eine durch den schizophrenen Prozeß bewirkte Hirnatrophie zurückzuführen, sondern sei angeboren. Encephalogramme, die in einem Zwischenraum von über 7 Jahren aufgenommen worden seien, hätten weder Veränderungen an der Hirnoberfläche noch in der Ventrikelgröße gezeigt, obgleich klinisch der Prozeß inzwischen fortgeschritten sei.

NOVELL fand dagegen 1937 bei 20 frischen Schizophrenen 14mal ein völlig normales Bild, aber auch bei den übrigen 6 Patienten hatten die beobachteten Abweichungen von der Norm keinerlei typischen Charakter. Dementgegen vertrat JACOBI anhand der Untersuchung von Schizophrenen mit stereoskopischen Röntgenaufnahmen die Auffassung, daß schizophrene Patienten Ventrikelerweiterungen aufzeigten, auf der anderen Seite wies er jedoch auch darauf hin, daß dieses nicht die Regel sei. In einer früheren Arbeit hatte JACOBI mit WINKLER über encephalographische Befunde bei 19 chronisch Schizophrenen berichtet und damals in 18 Fällen einen deutlichen Hydrocephalus internus, mindestens aber eine Erweiterung einzelner Abschnitte des Ventrikelsystems gefunden. 3 Fälle hätten außerdem einen stärkeren Hydrocephalus externus mit Verschmälerung eines großen Teiles der Hirnwindungen gezeigt, 6 weitere Fälle eine mittelstarke Erweiterung der Subarachnoidalräume. Auch BERINGER, BINGEL, FISCHER, GOETTE, GUTTMANN, JACOBI, JANTZ, KISIMOTO, LOVELL, SATTA, WINKLER u. a. haben Untersuchungen an Schizophrenen angestellt. Der Versuch, einzelne Sondergruppen herauszustellen, mußte jedoch als nicht gelungen bezeichnet werden. Gelegentlich fanden sich bei schizophren gefärbten Zustandsbildern Mißbildungen, ausgedehnte atrophische Prozesse und auch erhebliche Ventrikelerweiterungen als Ausdruck dafür, daß es sich um ein Zustandsbild auf dem Boden einer anatomisch faßbaren Hirnstörung handelte. Eine gesetzmäßige Übereinstimmung zwischen der Dauer des Leidens und dem Grade der psychischen Störung und der encephalographischen Veränderungen fand sich nach diesen Autoren aber nicht. Auch SKALWEIT und SCHIERSMANN widersprachen der Ansicht WINKLERS und JACOBIS, die geglaubt hatten, auf Grund des Encephalogramms Beziehungen zwischen klinischen, psychopathologischen Symptomen und partiellen Hirnausfällen nachweisen zu können. ULRICH fand bei einem Falle, der vor der Elektroschockbehandlung encephalographiert worden war, ein unauffälliges Ventrikelsystem, das aber nach 10 Schocks eine linksseitige Erweiterung zeigte. In einem anderen Falle fand er nach 7 Schocks eine allseitige Erweiterung der Ventrikel nach schon vorher bestehenden Ventrikelveränderungen. YAMAMOTO sah bei der Untersuchung von 56 Schizophrenen in 23,2% der Fälle normale Seitenventrikel, bei 58,9% symmetrische oder asymmetrische Erweiterungen, bei 3,6% eine Verkleinerung und bei 14,3% eine Nichtfüllung der Seitenventrikel. Eine starke Oberflächenzeichnung, die in der Hälfte der Fälle den Frontallappen betroffen habe, sei bei 56,1% aller Kranken feststellbar gewesen. YAMAMOTO glaubt, daß die atrophischen Erscheinungen bei stuporösen und erregten Kranken etwas stärker seien, bei Terminalzuständen etwas hochgradiger, sonst hätten jedoch die verschiedenen Krankheitsformen keine spezifischen Befunde gezeigt. Eine Wiederholung des Eingriffs mit gleichen Luftmengen nach einiger Zeit habe allerdings eine Zunahme der Ventrikelerweiterung erkennen lassen, woraus YAMAMOTO schließt, daß die durch diese Methode nachweisbaren Hirnveränderungen mit der Zeit fortschritten. HUBER fand bei frischen Schizophrenien pneumencephalographisch keine sicher pathologischen Größenveränderungen im Bereich der Seitenventrikel. Im Gegensatz zu der Ansicht von SCHIERSMANN, GRÜNTHAL und JANTZ diagnostizierte er nach den SCHIERSMANNschen Maßen jedoch in 134 von 195 älteren Fällen (= 68,7%) plumpe oder erweiterte Ventrikelformen, mäßiggradige oder starke Formveränderungen im Bereich der stammgangliennahen Partien der Seitenventrikel, hochgradige Seitendifferenzen und am eindeutigsten eine Erweiterung des 3. Ventrikels, vor allem bei den hypochondrischen, durch zahlreiche Leibessensationen gekennzeichneten Schizophrenieformen. Veränderungen an den äußeren Liquorräumen seien dagegen zurücktretend gewesen. In manchen Veränderungen glaubt HUBER das Korrelat für die psychischen Veränderungen schizophrener Defektzustände zu sehen.

MOORE, ELIOTT und LAUBACH fanden auch bei 38 Fällen manisch-depressiven Irreseins in keinem Falle ein völlig normales Bild. Sie fanden hirnatrophische Erscheinungen mäßigen Grades, Ventrikelerweiterungen, Asymmetrie der Seitenventrikel, Fehlen der Rindenzeichnung, Erweiterung der basalen Zisternen, Atrophie der Inselgegend usw. SCHIERSMANN verhält sich auch in dieser Frage sehr zurückhaltend, glaubt jedenfalls zu großer Vorsicht in der Beurteilung raten zu müssen, insbesondere unter der Auffassung, daß die genannten Autoren »wohl besondere Anforderungen an die Normalität« der Bilder gestellt hätten.

Nicht zuletzt fanden sich encephalographische Veränderungen bei Neurosekranken und Psychopathen. So beschrieb WIEGERT, daß er bei einem hohen Prozentsatz der von ihm Untersuchten Deformierungen, bzw. Erweiterungen eines oder beider Seitenventrikel und auch des 3. Ventrikels sowie Luftansammlungen über der Convexität des Gehirns, insbesondere über den Stirnlappen, also Zeichen von Hirnatrophie, gefunden habe. Er vertrat deshalb die Auffassung, daß bei vielen als Psychoneurose bezeichneten Krankheitsbildern, die durch Psychotherapie und sonstige therapeutische Maßnahmen unbeeinflußbar geblieben seien, die Charakterveränderungen organisch bedingt sein könnten.

Auch BREDMOSE und MUNCH-PETERSEN fanden bei 14 von 26 untersuchten Neurotikern einen mehr oder weniger ausgesprochenen Hydrocephalus.

Abschließend sei noch eine Übersichtstabelle von SCHIERSMANN (Tab. 3) über Ventrikelbefunde bei verschiedenen Krankheitszuständen wiedergegeben, wobei selbstverständlich seine Maßeinheiten zugrunde gelegt sind. Die Bezeichnung »endogen« brauchte SCHIERSMANN im Sinne von »ohne nachweisbare Ursache«, exogen im Sinne des einwandfreien Nachweises einer äußeren Ursache.

Art des Leidens	Zahl der Fälle	Seitenventrikel						SV.-Index				III. Ventrikel	
		normal	Symmetrische Erweiterung	Pathologische Ventrikel-formen		Fehlende Füllung		über 4,0	4,0 bis 3,5	3,5 bis 3,0	unter 3,0	unter 0,5	über 0,5
				ohne	mit	ohne	mit						
				neurologischer Befund									
		%	%	%	%	%	%	%	%	%	%	%	%
Organisch Gesunde	66	90	5	—	—	5	—	77	18	5	—	86	14
Schwachsinn endogen	63	48	52	—	—	—	—	48	14	33	5	44	56
Schwachsinn exogen	24	—	33	—	51	—	16	—	29	29	42	14	86
Epilepsie endogen	68	29	56	9	—	6	—	45	43	6	6	29	71
Epilepsie exogen	72	3	19	3	69	3	3	24	7	45	24	31	69
Endogene Psychosen	18	56	44	—	—	5	—	50	39	11	—	61	39
Altersstörungen	17	—	65	—	35	—	—	—	35	47	18	6	94
Intoxikationen	7	—	57	—	43	—	—	15	57	28	—	15	85
Progressive Paralyse	7	—	100	—	—	—	—	—	14	43	43	—	100
Akute Entzündungen	21	10	43	—	—	—	47	18	55	9	18	27	73
Folgezustände nach Entzündungen	21	5	20	—	50	—	25	25	31	25	19	56	44
Zerebrale Kinderlähmung	5	—	—	—	100	—	—	—	—	—	—	20	80
Traumatische Störungen	22	9	18	9	55	9	—	9	37	27	27	38	63
Tumoren mit epileptischen Anfällen	17	12	—	6	41	6	35	—	—	—	—	82	18

Tab. 3. Übersicht über Ventrikelbefunde bei verschied. Krankheitszuständen nach Schiersmann

4. Die Notwendigkeit der Feststellung von Normalmaßstäben und die Möglichkeit ihrer Ermittlung

Im letzten Kapitel wurde skizziert, welche Auffassungsdifferenzen in der Beurteilung encephalographischer Befunde bei verschiedenen Krankheiten bestehen können, worauf schon SCHIERSMANN u. a. hingewiesen haben. Bei Überprüfung der Frage, welche Gründe für solche Differenzen in Betracht kommen, drängt sich der Gedanke auf, daß hier u. U. verschiedene Untersucher verschiedene Maßstäbe angelegt haben, wie es auch z. B. in dem Vergleich zahlenmäßig fixierter Schätzungen der Normalgröße des Encephalogramms zum Ausdruck kommt. W. SCHULTE hat mit STIAWA formuliert, daß der »Blick der Erfahrung« das beste diagnostische Kriterium sei und in dieser Behauptung wird ihm zweifellos ein Großteil der »Erfahrenen« folgen. Das Kriterium der Erfahrung wird aber beispielsweise durch unüberbrückbare Schwierigkeiten in der Bewertung erschüttert, wenn voneinander differierende Auffassungen auftreten. So darf noch einmal darauf hingewiesen werden, daß SCHEID kürzlich eine Reihe von encephalographischen Röntgenaufnahmen mehreren »besonders erfahrenen« Kliniken zur getrennten Beurteilung übersandt und dabei — nicht einmal überraschend — sich beachtlich widersprechende Ergebnisse erzielt hat und sich zeigte, daß von 12 Encephalogrammen lediglich 4 praktisch übereinstimmend als pathologisch beurteilt worden waren. Auf der anderen Seite stand ein Fall, der für die meisten Untersucher keine Auffälligkeiten bot, aber doch von einer Klinik als sicher pathologisch, von einer anderen mit Einschränkungen als krankhaft verändert angesehen wurde. Die übrigen 7 Fälle fanden eine ähnlich abweichende Beurteilung, manche Bilder waren sogar grob gegensätzlich ausgedeutet. So erschienen einige Encephalogramme dem einen Untersucher unbedingt pathologisch, dem anderen ebenso unzweifelhaft normal. Besonders wichtig ist die Tatsache, daß SCHEID keinerlei Systematik in der Beurteilung fand, also nicht etwa die eine Stelle ganz allgemein dazu neigte, häufiger Normalbefunde anzunehmen, und die andere höhere Anforderungen an ein unverdächtiges Encephalogramm stellte. Vielmehr streuten die Abweichungen zwischen den gefällten Urteilen praktisch ohne jede Regel.
Die differierenden Auffassungen über encephalographische Veränderungen bei einzelnen Krankheitszuständen erklären sich so sicher schon zum großen Teil und es erscheint dem Kritiker — wie SCHEID — schließlich müßig, sich mit dem Streit der Meinungen ernsthaft auseinanderzusetzen, wenn keine halbwegs gültigen objektiven Regeln vorliegen, nach denen eine Übereinstimmung erzielt

werden könnte. — Es ist sicherlich kaum problematisch, Einigkeit zu erreichen bei der Bewertung eines in der Größe völlig aus dem Rahmen des üblichen fallenden Ventrikelsystems oder seines Gegenstücks, der extremen Mikroventrikulie. Schwierig wird die Aufgabe jedoch immer, wenn es sich darum handelt, Grenzbereiche einzuordnen. BOSTROEM und BONNHOEFFER haben in Erkenntnis dieser Unzulänglichkeiten gefordert, mindestens 100 Encephalogramme von Hirngesunden als Standardmaßstab zugrundezulegen, und zahlreiche Autoren sind ihnen in diesen Wünschen gefolgt. Bedenkt man jedoch die Notwendigkeit, auch Untersuchungen anzustellen über evtl. Veränderungen des Ventrikelsystems durch Alterseinflüsse und berücksichtigt hier nur die Altersklassen von 20 bis 65 Jahren, dann muß man mindestens 3 Untergruppen, etwa von 20—34, von 35—49 und 50—64 Jahren aufstellen. Wenn man nun noch evtl. Geschlechtsdifferenzen beachten will, teilt sich die Gruppe noch weiter auf, so daß schließlich solche Einzelgruppen höchstens je 10 Personen stark würden. Daß hier Zufallsergebnisse große Bedeutung erlangen können, liegt auf der Hand. — Abgesehen von diesen Überlegungen ist es jedoch praktisch unmöglich, 100 sicher hirngesunde Menschen zu einer freiwilligen Duldung der Encephalographie zu bewegen. So bleiben uns immer wieder als Beurteilungsgrundlage die Encephalogramme von Patienten, die entweder einmal ein Schädeltrauma erlitten haben oder wegen ihrer Klagen Verdacht auf eine hirnorganische Erkrankung, etwa eine Geschwulst, erweckten, der sich dann nicht bestätigte. Der Chirurg, der wie WANKE zahlreiche Kopfverletzte encephalographiert und im Frühstadium der Schädigung überwiegend kleine und bereits nach rund 3 Wochen überwiegend große Ventrikel zu sehen bekommt, ist hier schon in dem Dilemma, die Grenze des Überganges nur schwer abschätzen zu können. Der Psychiater und Neurologe wiederum, der vorwiegend mit der Beurteilung von Spätfolgen nach Schädelverletzungen befaßt ist, hat praktisch die Wahl, seinen Normbegriff zu gewinnen von Patienten, bei denen er keinen organischen Befund erheben konnte und die doch über verdächtige Beschwerden klagen, und solchen, die er schließlich als »funktionell« Kranke, Neurotiker oder Psychotiker ansehen muß. Es würde jedenfalls, wie GÖLLNITZ u. E. zu Recht betont hat, kaum einem Untersucher einfallen, seinen Patienten eine Luftfüllung zuzumuten, wenn nicht ein begründeter Verdacht bestehen würde, daß doch etwas »da sein« könnte. So bewegt sich schließlich der encephalographische Beurteiler mehr oder weniger im Kreise, und je nach seinem Standpunkte wird seine Deutung ausfallen. So kann es auch nicht überraschen, daß es kaum eine neurologisch interessante Krankheit gibt, bei der nicht schon einmal abartige Ventrikelbefunde erhoben worden sind. Am meisten Widerspruch fordert eine solche »Feststellung« bei neurotischen Patienten; daß eine solche Annahme möglich ist, läßt am ehesten erkennen, wie schwimmend die Begriffe hier noch sind.

Im Laufe der Zeit sind immer wieder Versuche unternommen worden, zu Größenbestimmungen des »normalen« Encephalogramms zu kommen. Abgesehen von den Ansätzen, die auf Grund persönlicher Meinung einen Maßstab als Grenzwert festsetzen und dann, von diesem einmal fixierten Wert ausgehend, zwischen normal und abnorm unterscheiden, sind aber u. W. keine Arbeiten erfolgt, die sich auf die Ausmessung eines genügend großen Materials stützten.

Von ganz erheblicher Bedeutung bei der Bewertung zahlenmäßig fixierter encephalographischer Befunde ist auch die Berücksichtigung der Ventrikelveränderung mit dem Alter. Hier sind sich zwar die meisten Untersucher darüber einig, daß mit fortschreitendem Lebensalter eine Größenzunahme des Ventrikelsystems erfolgt. Völlig unsicher ist es jedoch bisher, wann eine meßbare Größenzunahme einsetzt und vor allem, welchen Ausmaßes diese ist. Hinsichtlich des ersteren halten es z. B. KAUTZKY und ZÜLCH für gesichert, daß »spätestens vom 35. Lebensjahre ab« eine progressive Erweiterung der äußeren und inneren Liquorräume beginnt, während z. B. SPATZ diesen Beginn erst für das 50. und 60. Lebensjahr ansetzt. Auch HUBER glaubt, daß vor dem 50. Lebensjahr »wesentliche Veränderungen der Liquorraumformen und -größen normalerweise« nicht zu erwarten seien. – HEINRICH war bei seinen Studien sogar zu der Ansicht gelangt, daß bis zum 60. bis 64. Lebensjahre die Ventrikelgröße nur eine geringe, vom 65. Lebensjahre ab aber eine starke Erweiterung erkennen lasse. Abgesehen von der biologischen Unwahrscheinlichkeit solch abrupter Größenveränderungen, stützten sich alle diese Feststellungen – die von WOLFF und BRINKMANN sowie KEHRER ausgenommen – nicht auf ein größeres, zahlenmäßig untermauertes Beweismaterial, sondern auf Schätzungen. Wenn wir uns noch einmal den SCHIERSMANNschen Indices zuwenden wollen und uns daran erinnern, daß SCHIERSMANN Indices von größer als 4,0 als »sicher« normal, kleinere als 3,0 aber als »sicher« pathologisch ansieht, dann drängt sich die Frage auf, ob eine Indexdifferenz von 1,0 nicht u. U. schon beachtlich die Altersveränderungen streifen oder gar kreuzen kann. Alles Lebendige fließt, und wir finden bei allen meßbaren Vorgängen des Alterns ein gleichmäßiges Ansteigen der gemessenen Größe oder Funktion und ein ebenso gleichmäßiges, wenn auch in der Regel langsameres Abfallen mit dem Alter. Das Alter, mit dem das Maximum einer solchen Kurve erreicht wird, variiert mit der untersuchten Funktion, Fähigkeit oder dem untersuchten Stoff, selten liegt es jedoch jenseits des 4. und in den meisten Fällen Anfang des 3. Lebensjahrzehntes. Sobald aber der Abbau begonnen hat, setzt er sich kontinuierlich fort. Wir sehen das beispielsweise, wie RUGER und STOESSIGER gezeigt haben, bei der Messung der Vitalkapazität der Lungen, nach RÖSSLE und ROUTLET in einer ähnlich steigenden und fallenden Kurve mit Maximum etwa um das 25. Lebensjahr bei einer vergleichenden Messung der Gehirngewichte von Erwachsenen. Auch hinsichtlich psychischer, nämlich intellektueller Funktionen verhält es sich so, und u. a. haben WECHSLER, HARDESTY und LAUBER nachweisen können, daß auch der Höhepunkt allgemein-intellektueller Leistungsfähigkeit zwischen dem 25. und 30. Lebensjahr liegt, um dann langsam, aber konstant abzusinken.

Nun ist es schon theoretisch kaum einzusehen, weshalb die Ventrikelgröße beim Menschen sich anders verhalten sollte und etwa mit mehr oder weniger scharfem

Knick erst im höheren Lebensalter, dann aber ziemlich schroff abfallen sollte. Unsere Messungen haben diese Annahme auch erwartungsgemäß entkräften können, sowohl bei sämtlichen der zahlreichen Gruppenuntersuchungen an hirnorganisch »normalen« als auch an pathologischen Untersuchungsgruppen. So ist es deshalb nicht angängig, den Alterungsfaktor bei Messung und Vergleich zu vernachlässigen, und es fragt sich nur, ob und wie wir bei dem hier besonders komplizierten Sachverhalt zu verläßlichen Normmaßstäben kommen können. Die größte Schwierigkeit wird erwartungsgemäß darin liegen, daß man sich meist vorstellt, es müsse eine fixe Grenzlinie bestehen, auf der sich exakt trennen lasse zwischen krank und gesund. Erst wenn diese Alternative zunächst in normal-anomal transformiert wird, beginnen in der Regel Aspekte aufzutauchen, die ebenso wie etwa beim allgemeinen Größenmaß des Menschen nur schwer eine Aussage zulassen, wo denn nun das extreme Ende der normalen Erwachsenengröße — zumindest bei einer bestimmten Bevölkerungsgruppe — liege. Hier beginnt das Interesse an der Statistik einzusetzen, und in der Tat liefert die moderne Statistik die Möglichkeiten, bei einem genügend großen Stichprobenmaterial zu errechnen, in welchem Größenbereich etwa die mittleren 50, 80 oder 95% der Gesamtbevölkerung, auf die die Stichprobe ja schließlich angewandt werden soll, wahrscheinlich liegen werden. Jedes statistische Wertekollektiv ist charakterisiert durch seinen Mittelwert (MW) und seine Streuung (Standardabweichung σ). Dabei errechnet sich das *arithmetische Mittel* aus der Summe aller Einzelwerte, die durch die Anzahl der Werte dividiert werden: $MW = \dfrac{\Sigma\,x_i}{N}$ Die *Standardabweichung* basiert auf der durchschnittlichen Abweichung der Einzelwerte von ihrem Mittelwert. In das Maß gehen aber anstelle der absoluten Beträge der Abweichungen vom Durchschnitt die Quadrate dieser Abweichungen ein. Diese sind für positive und negative Abweichungen immer positiv. Die Formel lautet daher: $\sigma = \sqrt{1/N\ \Sigma(x_i - MW)^2}$.
Bei der sogenannten GAUSSschen oder Normalverteilung (wie sie in unserem Material vorliegt) liegen im Bereich von $\pm 1\,\sigma$ rund 68%, im Bereich von $\pm 2\,\sigma$ rund 95,5% aller untersuchten Fälle.*)
Hat man es mit großen Stichproben zu tun, so arbeitet man zur Vereinfachung der Rechenoperationen mit einem angenommenen Mittelwert. Zudem faßt man die Einzelwerte in Klassen zusammen. Das Korrekturglied des angenommenen Mittelwertes besteht dann aus der durch die Anzahl der Fälle dividierten Summe aller positiven und negativen Abweichungen der Einzelwerte vom angenommenen Mittel. Ferner muß zur Korrektur die Klassenbreite i berücksichtigt werden. Es resultieren die Formeln:

$$MW = Mg + i\,\frac{\Sigma\,fd}{N} \quad \text{und} \quad \sigma = i\,\sqrt{\frac{\Sigma\,fd^2}{N} - \left(\frac{\Sigma\,fd^2}{N}\right)}.$$

---

*) Einzelheiten und mathematische Beweisführung statistischer Methoden müssen i. w. als bekannt vorausgesetzt werden. Sie sind ggf. nachzulesen in den einschlägigen Lehrbüchern der Statistik.

Dabei ist f die Anzahl der Werte, d der Abstand vom geschätzten Mittelwert, Mg der geschätzte Mittelwert und N die Anzahl der untersuchten Fälle.

Ein berechneter Mittelwert verdient unter Zugrundelegung der Streuung mit einer durch die Formel $MW \pm t \, \dfrac{\sigma}{\sqrt{N}}$ bestimmten statistischen Sicherheit *Vertrauen* in dem Bereich von $MW - t \, \dfrac{\sigma}{\sqrt{N}}$ bis $MW + t \, \dfrac{\sigma}{\sqrt{N}}$. Die Prüfgröße t wird dabei für den Freiheitsgrad $N-1$ und für eine bestimmte statistische Sicherheit (in unserem Falle: $S = 99\%$) aus den üblichen Tabellen der Integralgrenzen der t-Verteilung entnommen.

Zur Prüfung von Mittelwert-Unterschieden wird ebenfalls diese Prüfgröße t herangezogen: $t = \dfrac{D}{\sigma \, \text{diff}}$. Dabei bedeutet D die Differenz der verglichenen Mittelwerte, $\sigma_{\text{diff}} = \sqrt{\sigma_{m_1}^2 + \sigma_{m_2}^2}$ und σ_{m_1} und σ_{m_2} die Standardabweichungen der beiden verglichenen Mittelwerte.

Diese mathematisch-statistischen Methoden erscheinen uns brauchbar, zu Größenordnungen des »normalen« Encephalogramms zu kommen.

5. Die Stichprobe und die Standardisierung

Wie schon von HUBER u. a. mit Recht erwähnt wurde, ist es nicht unbedenklich, Encephalogramme psychiatrisch-neurologischer Patienten zur Feststellung von »normalen« Ventrikelgrößen heranzuziehen, weil u. a. bestimmte Erkrankungen dieses Fachgebietes in ihren diesbezüglichen Begleitumständen noch nicht genügend bekannt sind. So spricht HUBER z. B. Encephalogramme von Patienten an, die wir als psychopathische Persönlichkeiten beurteilen, und weist darauf hin, daß diese u. U. auch »pseudo-psychopathisch« sein könnten, weil etwa ein organischer Befund, vielleicht im Sinne einer beginnenden und schleichend verlaufenden Hirnatrophie noch nicht feststellbar geworden sei oder etwa ein pränatal entstandener Hirnschaden bestehe, der bei dem davon Betroffenen niemals Störungen verursacht habe. Ähnlich formulierte GRÜNTHAL in dem Sinne, daß es das ganze Leben bestehende weite Ventrikel ohne jedes pathologische Zeichen geben könne. Diese Überlegungen treffen mehr oder weniger bei allen encephalographisch untersuchten Patienten zu, zumal kaum je ein Encephalogramm gefertigt werden dürfte, wenn nicht aus irgendeinem Grunde vorher an die Möglichkeit eines krankhaften Hirnprozesses gedacht worden wäre. — Trotzdem glauben wir aber den Versuch einer in gewisser Hinsicht repräsentativen Normbestimmung doch unternehmen zu können, wenn wir die Extremwerte unserer Messungen ausschalten. Die Resignation HUBERS sind wir dabei nur mit Einschränkung bereit zu teilen, wenn wir auch einräumen, daß seine theoretischen Bedenken durchaus zu Recht bestehen. Wir können jedoch aus einer solchen Beschränkung heraus auf die Kenntnis und — wenn auch vorbehaltlichen — Auswertung von immerhin wahrscheinlich doch weitgehend »normalen« Encephalogrammen nicht verzichten, wenn wir es überhaupt wagen wollen, bestimmten Krankheitszuständen auch bestimmte Hirnkammergrößen zuzuordnen. Eine Ablehnung der wenn auch nur annäherungsweisen Feststellbarkeit von »normalen« Encephalogrammen schließt ja doch per se die Möglichkeit aus, pathologische Größenbefunde oder nur Grenzbefunde zu erheben, und wir würden uns in einem unauflösbaren Circulus vitiosus bewegen, wenn wir einerseits die Möglichkeit einräumen würden, Grenzbefunde oder leicht pathologische Befunde anzuerkennen, andererseits aber leugneten, auch nur in etwa solche Grenzbefunde zu einem Durchschnitt hin aufzeigen zu können. Vielmehr glauben wir, doch zu praktischen Maßeinheiten kommen zu können, wenn wir mittels statistischer Verfahren an einem großen und zusammengesetzten Material eine zu erwartende Streuung berücksichtigen, durch eine große Untersuchungsmasse zu einem Ausgleich von Schwankungen kommen und Extremwerte im Rahmen einer Anerkennung von unvermeidlichen Fehldiagnosen in gewissem Maße auszumerzen berechtigt sind. In Erkenntnis, daß es sich bei biologischen Größenuntersuchungen in der Regel um Normalverteilungen des untersuchten Materials handelt, muß schließlich auch bedacht werden, daß nicht nur extreme Größen-, sondern auch extreme Kleinheitsmaße, etwa im Sinne der Mikroventrikulie, in die äußersten Streuungsbereiche fallen und ebenso gut Begleitumstände von uns u. U. noch nicht bekannten Noxen darstellen könnten, wie etwa das Gegenteil, der weite Ventrikel. Durch Ausschaltung solcher Extremstreuungen werden wir aber zu brauchbaren Werten kommen können, jedenfalls solchen, die sich in bestimmten Bereichen um die auffindbaren Durchschnittswerte bewegen.

Von diesen Überlegungen ausgehend wurden von uns 745 Encephalogramme, die zwischen 1950 und 1959 im Rhein. Landeskrankenhaus Düsseldorf unter den erforderlichen technischen Bedingungen angefertigt worden sind, durchgesehen und ausgemessen.*)

Die größte Schwierigkeit bestand natürlich in der Lösung der Frage, welche Encephalogramme wir nun für die »Normerrechnung« verwenden sollten. Nach verschiedenen Versuchen schien uns schließlich folgender Weg als der gangbarste:

Wir faßten zunächst die vorkommenden klinischen Diagnosen in 10 diagnostisch oder ätiologisch ähnliche Gruppen wie folgt zusammen:

K I   angeborener Schwachsinn ohne nachweisbare Ursache (84 Fälle),

K II   traumatische Hirnschädigung, progressive Paralyse, Lues cerebri, multiple Sklerose (192 Fälle),

K III   Postencephalitis (15 Fälle),

K IV   Arteriosclerosis cerebri, senile Demenz, Hirnatrophien verschiedener Art (17 Fälle),

K V   Chorea Huntington (3 Fälle),

K VI   Chronischer Alkoholismus (20 Fälle),

K VII   Suchten, chronische Vergiftungen (13 Fälle),

K VIII   Anfallsleiden ohne nachweisbare Ursache (98 Fälle),

K IX   Schizophrenie mit Randpsychosen (75 Fälle),

K X   Neurosen, abnorme Erlebnisreaktionen, Psychopathie, Kreislauf- und Stoffwechselstörungen ohne bekannte hirnorganische Auswirkungen, ältere Commotionen (in der Regel Begutachtungsfälle; 228 Fälle).

---

*) Ausgeschlossen wurden von der Auswertung seitlich verkantete Aufnahmen, bei denen die Abstände zwischen dem Schnittpunkt des äußeren Orbitalbogens mit dem Jochbein und der Lamina interna des Schädels um mehr als 0,5 cm differierten. Wir stützten uns dabei auf die Feststellungen HEIDRICHS, der bei seinen Projektionsuntersuchungen feststellen konnte, daß bei Verkantungen des Kopfes bis zu etwa 5 Grad nach rechts oder links nur eine geringe Änderung der Größe der Seitenventrikel und des Quotienten auftritt. — Encephalogramme von Patienten, die einer Elektroschockbehandlung unterzogen worden waren, wurden wegen der dadurch evtl. bestehenden Möglichkeit von sekundären Hirnveränderungen (vgl. die Untersuchungen von SCHOLZ) gleichfalls nicht verwertet.

Alsdann stellten wir in jeder Gruppe ohne besondere Auswahl für beide Geschlechter jeweils Gruppen in je 10-Jahres-Abschnitten zusammen. Für jede Krankheits- und Altersgruppe wurden nun die statistisch-mathematischen Maßzahlen:

Schädelbreite (Sch),
Größte Ventrikelbreite (SV),
Größte Breite des linken Seitenventrikels (SV-li),
Größte Breite des rechten Seitenventrikels (SV-re),
Winkel- oder Diagonalmaß des linken Seitenventrikels (DSV-li),
Winkel- oder Diagonalmaß des rechten Seitenventrikels (DSV-re) und die
Größte Breite des dritten Ventrikels (III. V) bestimmt.

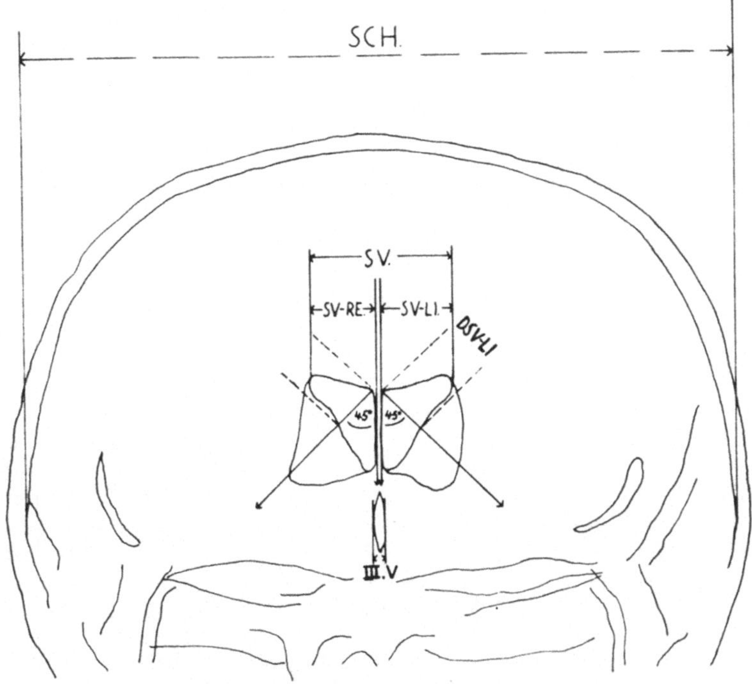

Abb. 10. Maße zur Ausmessung des ap-Bildes. Sch. = innere Schädelbreite, SV = Breite beider Seitenventrikel, SV-li = Breite des linken Seitenventrikels, SV-re = Breite des rechten Seitenventrikels, DSV-li = Diagonalmaß des linken Seitenventrikels, DSV-re = Diagonalmaß des rechten Seitenventrikels. III. V = Breite des III. Ventrikels

Die so erhaltenen Werte sind aus den Tabellen 4, 5, 16, 18 und 21 ersichtlich. Wir untersuchten nun Altersgruppe für Altersgruppe und Diagnosengruppe für Diagnosengruppe nach der statistischen Zuverlässigkeitsberechnung mit dem Ziele der Feststellung, welche der Gruppen untereinander hinsichtlich ihrer größten Ventrikelbreite so gut übereinstimmten, daß eine Verschmelzung möglich würde. Dabei ergab sich, daß die Krankheitsgruppen K I und K VI–IX keine signifikanten Unterschiede zu der Krankheitsgruppe K X (Neurosengruppe) zeigten, dagegen die Krankheitsgruppen K II–V signifikante Differenzen in dem Maße der größten Ventrikelweite aufwiesen, wie es aus den Tabellen 4 und 5 ersichtlich ist. Insbesondere die Tabelle 5 zeigt dabei, daß von den erwähnten Krankheitsgruppen K I, K VI–IX keine in signifikanter Weise von den Maßen der Gruppe der neurotischen Patienten abweicht. Wir haben deshalb diese Gruppe als »Normal«-Gruppe zusammengefaßt und ihre neuen Werte berechnet, während wir die Krankheitsgruppen K II–V von der Normbestimmung ausschalten mußten.*)

	15—24 Jahre			25—34 Jahre			35—44 Jahre			45—54 Jahre		
	MW	σ	N	MW	σ	N	MW	σ	N	MW	σ	N
K I	3,55	0,64	19	3,74	0,66	5	3,7	0,74	13	3,93	0,54	13
K II	3,86	0,4	24	3,76	0,61	42	3,8	0,76	42	4,3	1,02	30
K III	3,0	0,4	2	3,99	0,5	7	3,9	0,1	2	3,4	0,0	1
K IV										4,26	0,97	13
K V										3,5	0,0	1
K VI							3,55	0,68	6	3,75	0,25	2
K VII	3,9	0,0	1							4,0	0,4	2
K VIII	3,54	0,41	33	3,66	0,55	29	3,82	0,52	6	3,91	0,88	21
K IX	3,39	0,52	19	3,55	0,47	17	3,53	0,6	14	3,64	0,83	17
K X	3,38	0,37	42	3,63	0,6	61	3,51	0,59	66	3,73	0,66	45

Tab. 4. Übersicht über Mittelwerte (MW) und Streuungsmaße (σ) bei den untersuchten Krankheitsgruppen. N = Anzahl der untersuchten Encephalogramme

Für die zusammengesetzte Normalgruppe (N) errechneten wir nun wiederum die statistischen Maßzahlen der Mittelwerte (MW) und der Standardabweichung (σ). Das Ergebnis dieser Rechnungen ist in Tabelle 6 auf Seite 46 dargestellt.

Wir haben vorher dargelegt, daß sich unsere Überlegungen zur Normerstellung auf die Annahme stützten, daß sich die untersuchten Werte — wie die meisten biologischen Verteilungen — nach der GAUSSschen Normalverteilung richten,

*) Die später errechnete und noch zu erläuternde Treffererwartung jenseits der 2 σ-Grenze mit dem sehr hohen Satz von 82% bestätigte i. ü. den Wert dieser vorgenommenen Einteilung und auch die diagnostische Valenz des Verfahrens.

d. h. sich eine Häufung der Ergebnisse um den Mittelwert herum mit rechts
und links annähernd gleichem Abfall findet. Deshalb haben wir zunächst prü-
fen müssen, ob diese Annahme zu Recht besteht, oder ob es sich bei der Verteilung unseres Materials etwa um eine sogenannte schiefe Verteilung handelt.
Die Abbildung 11 veranschaulicht das Ergebnis einer Stichprobe für die
Gruppe N, Altersgruppe 25—44 Jahre, männlich. Wir ersehen aus ihr, daß etwa

	15—24 Jahre	25—34 Jahre	35—44 Jahre	45—54 Jahre
K I	0,93	0,35	0,44	0,06
K II	4,53	1,08	2,05	2,68
K III	1,34	1,75	3,66	3,3
K IV				1,84
K V				2,3
K VI			0,14	0,1
K VII				0,94
K VIII	1,4	0,2	0,31	0,63
K IX	0,06	0,39	0,06	0,27

Tab. 5. Tabelle zur Signifikanzuntersuchung der Krankheitsgruppen

gleichviel Fälle rechts und links des Mittelwertes liegen und sich im Bereich des
Mittelwertes auch die größte Häufung der Fälle findet. Wir sind also berechtigt, unser Material als normal verteilt zu betrachten und die entsprechenden
rechnerischen Operationen vorzunehmen.
Aus der Tabelle 6 ersehen wir, daß die Werte die Tendenz haben, mit dem Alter
größer zu werden. Die seit HEINRICH geläufige Veränderung der Ventrikelgröße
mit dem Alter hat hier also ihren statistisch eindeutigen Niederschlag gefunden,
und unser Ergebnis ist auch nicht überraschend, wenn wir uns erinnern, daß die
Untersuchungen von RÖSSLE und ROUTLET ergeben haben, daß das mittlere
Hirngewicht etwa von der Mitte des 3. Lebensjahrzehntes mit dem Alter ab-
nimmt. Es kann also kaum einem Zweifel unterliegen, daß das Hirnvolumen
etwa in diesem Lebensalter bereits eine zunehmende Verkleinerung erkennen
läßt, die z. T. auch zu Gunsten der Hirninnenräume geht. Mit dieser Feststellung ist jedoch über das uns interessierende Normmaß der einzelnen Altersklassen noch nichts gesagt, und wir werden später behandeln müssen, wie wir
uns die weitere Berechnung vorzustellen haben.
An dieser Stelle scheint es noch notwendig zu sein, zu der mehrfach diskutierten
Möglichkeit einer technisch bedingten Variabilität der Ventrikelgrößen im

Einzelfall bei in größerem zeitlichen Abstand wiederholten Luftfüllungen Stellung zu nehmen. Hier sind die Feststellungen von H. E. KEHRER und BACH wichtig, die bei ihrem großen Material niemals eine Rückbildung von Ventrikelerweiterungen beobachten konnten. Auch HUBER und wir selbst haben den Rückgang von röntgenologisch einwandfrei festgestellten Ventrikelerweiterungen niemals registrieren können. Im Gegensatz zu GOETTE sind wir auch mit SCHIERSMANN, H. E. KEHRER und HUBER der Meinung, daß von einer »Auf-

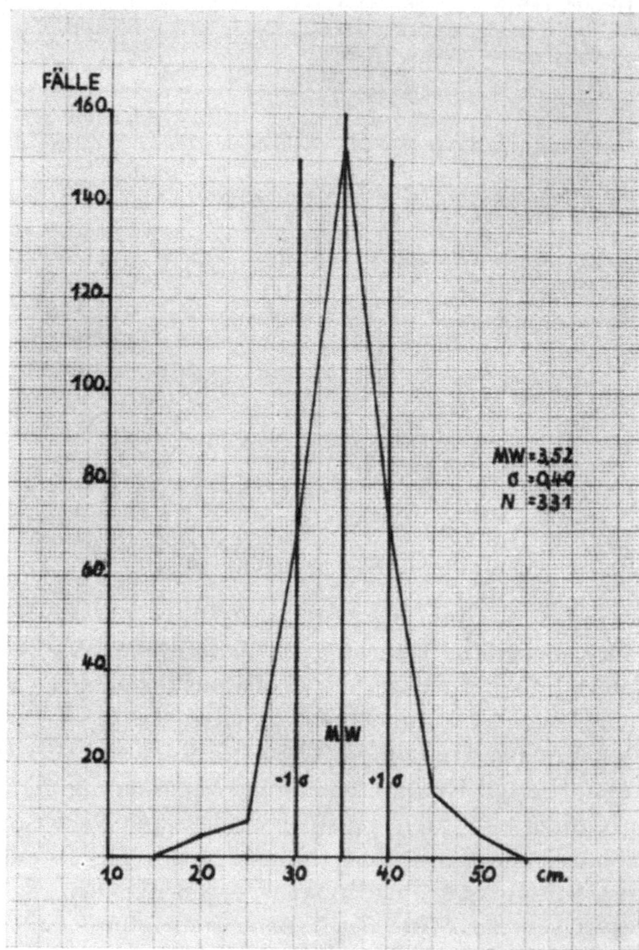

Abb. 11. Gaußsche Normalverteilung des Breitenmaßes beider
Seitenventrikel, Altersgruppe 25—44 Jahre, Normalgruppe

blähbarkeit« der Hirnventrikel — jedenfalls mit in üblicher Weise verwandten, relativ kleinen Luftmengen — nicht gesprochen werden kann, weil die »Überlaufventilfunktion« (KEHRER) der engen Öffnungen am caudalen Ende des 4. Ventrikels dieses verhindert.

6. Die encephalographische Technik bei den für die Standardisierung herangezogenen Röntgenaufnahmen

Wie schon früher dargestellt, haben wir nur Encephalogramme einer Auswertung zugeführt, die durch eine gleichbleibende Technik gewonnen worden sind. In der Regel wurden unsere Patienten lumbal, und nur ausnahmsweise zisternal gefüllt. Die verwandte Luftmenge betrug im allgemeinen 30–50 ccm und wurde beim sitzenden Patienten in fraktioniertem Austausch von je etwa 5 ccm insuffliert, nachdem jeweils eine gleiche Menge Liquor abgetropft, oder bei zisternaler Füllung abgesaugt war.

Unmittelbar nach Durchführung der Füllung wurden je eine ap-, pa- und zwei Bilder in Seitenlage aufgenommen. Nur bei Nichtfüllung erfolgten Wiederholungsaufnahmen nach 48 Stunden.*) — Die Kopfhaltung war während des Füllungsvorganges leicht nach vorn geneigt; bei den ap-Aufnahmen wurde im übrigen das Kinn soweit als möglich angezogen. Diese Kopfhaltung bei der Aufnahme ist im wesentlichen mitbestimmend für das spätere ap-Bild, und wir haben uns lange überlegt, ob wir nur Aufnahmen, die nach der geschilderten Forderung exakt gelungen waren, d. h. eine Felsenbeinprojektion etwa in Mitte der Augenhöhlen zeigten, zur Ausmessung verwenden sollten. Aus guten Gründen sind wir jedoch schließlich von dieser Einschränkung abgekommen, weil sich dadurch die praktische Verwertbarkeit unserer Resultate auf Idealbilder reduziert hätte, die aber nicht immer erreicht werden können. Dazu sind klinisch manche Gründe von Bedeutung, wie etwa der, daß manche Patienten nicht oder kaum zu einer so sorgfältigen Haltung bewegt werden können usw. Wir kamen schließlich, um praktischen Gesichtspunkten Rechnung zu tragen, zu der Auffassung, daß wir — abgesehen von wesentlichen seitlichen Verprojektionen — keine Berücksichtigung der Höhenverkantung vornahmen. Daraus resultiert nun, daß man auch keine Höhenmessungen der Seiten- oder des 3. Ventrikels vornehmen darf, weil diese abhängig sind von der Projektion.

Hinsichtlich der Röntgentechnik sind alle Aufnahmen mit einem Fokus-Plattenabstand von 90 cm gemacht. Dieser Umstand ist für die Feststellung absoluter Projektionsmaße von entscheidender Wichtigkeit, weil sich bekanntlich mit der Projektion auch das absolute Maß ändert. Nicht von Bedeutung ist der Platten-Röhrenabstand jedoch beim Vergleich von Quotienten, weil hier ja die Proportionalität der Vergleichsabschnitte gewahrt bleibt und der Quotient

---

*) Diese wurden in den vorliegenden Berechnungen jedoch nicht verwandt.

schließlich gleich bleibt. Wie später noch zu zeigen sein wird, ist ein Proportionsmaß allerdings nicht immer das beste Maß bei der Ausmessung encephalographischer Röntgenaufnahmen, und deshalb soll schon hier darauf hingewiesen werden, daß der Vergleich von absoluten Maßeinheiten ohne Umrechnung nur möglich ist, wenn der hier zugrundegelegte Abstand von 90 cm zugrunde liegt.*) Belichtet wurde mit 30 mA und 78 kV über 3,5 Sekunden bei bewegter Rasterblende.

---

*) Eine Umrechnung der Ergebnisse nach dem Satz der Proportionalität der Seiten von zwei ähnlichen rechtwinkeligen Dreiecken ist folgendermaßen möglich:

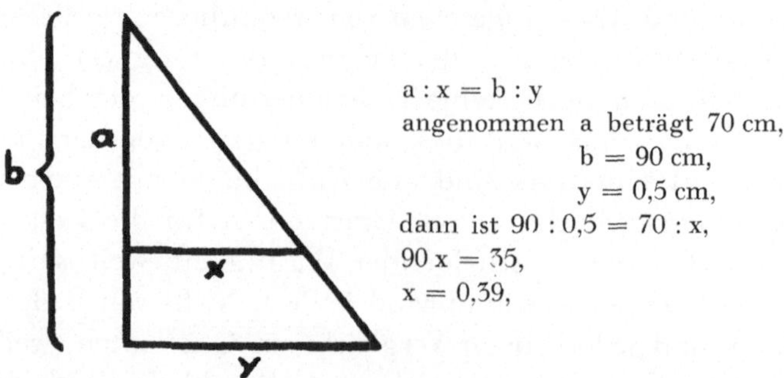

$$a : x = b : y$$
angenommen a beträgt 70 cm,
$$b = 90 \text{ cm,}$$
$$y = 0,5 \text{ cm,}$$
dann ist $90 : 0,5 = 70 : x$,
$$90\,x = 35,$$
$$x = 0,39,$$

d. h. bei einem Röhrenabstand von 70 cm verkleinert sich ein Maß, das beim Röhrenabstand von 90 cm = 0,5 cm beträgt, auf 0,39 cm.

7. Standardisierung und Ergebnisse

a) Die absoluten Maße

Nach Aufteilung unseres Materials in zwei große Gruppen, von denen wir die Normalgruppe unserer Standardisierung zugrunde legen, errechneten wir, jeweils getrennt nach Geschlechtern und Altersgruppen, die Mittelwerte (MW) und Standardabweichungen (σ) für jedes uns interessierende Maß. Die Tabelle 6 gibt uns diese Werte für die Normalgruppe, getrennt nach Geschlechtern und Altersgruppen an, ergänzt durch die Zahl der jeweils untersuchten Fälle (N). Lediglich in den Altersgruppen zwischen 55 und 74 Jahren haben wir alle Fälle zusammengefaßt, ohne sie in den sonst üblichen 10-Jahres-Abschnitten zu untersuchen, weil hier die relativ kleine Zahl von Fällen zu unverhältnismäßig großen Streuungen hätte führen können. Die uns interessierenden Maße waren folgende:

1) Innenmaß der größten Schädelbreite (Sch),
2) größte Ausdehnung beider Seitenventrikel (SV),
3) größte Breite des linken Seitenventrikels (SV-li),
4) größte Breite des rechten Seitenventrikels (SV-re),
5) Diagonal- oder Winkelmaß des linken Seitenventrikels (DSV-li);
Dieses Maß erschien uns noch als beste meßbare Einheit für die Ausdehnung der sogenannten Ventrikeltaille. Es wird erstellt aus der Strecke von der inneren oberen Kante des jeweiligen Seitenventrikels über eine von der Mittellinie um 45 Grad verschobene Gerade, die gemessen wird bis zur Begrenzung der Ventrikeltaille.
6) Diagonal- oder Winkelmaß des rechten Seitenventrikels (DSV-re),
7) Breite des 3. Ventrikels (III V).

Aus diesen Werten errechneten wir zunächst den Vertrauensbereich der Mittelwerte auf dem 1%-Niveau, nach dem früher angegebenen Verfahren. Die Abbildung 12 zeigt das Ergebnis dieser in Tabelle 7 niedergelegten Berechnungen. Das gemeinsame Charakteristikum der in Abbildung 12 aufgezeichneten Kurven ist ein nahezu parallel ansteigender Kurvenverlauf, selbst — wenn auch deutlich geringer — in dem Bereich der Mittelwerte für die Schädelinnenmaße, und zwar sowohl bei Männern als auch bei Frauen. Dieses Ergebnis war uns überraschend und schien am ehesten als zufällig erklärbar, zumal rechnerisch im Gegensatz zu den übrigen Werten mit einem t von 1,94 zwischen den Altersgruppen 25—34 und 55—74 Jahre keine Signifikanz für diesen Unterschied nachweisbar war. Aufmerksam geworden durch die Feststellungen E. FISCHERS und

		15—24 Jahre			25—34 Jahre			35—44 Jahre			45—54 Jahre			55—74 Jahre		
		MW	σ	N	MW	σ	N	MW	σ	N	MW	σ	N	MW	σ	N
Sch	♂	16,41	0,73	73	16,65	0,75	81	16,71	0,66	73	16,81	0,59	65	16,9	0,79	63
	♀	15,8	0,68	41	16,1	0,65	31	16,12	0,62	32	16,2	0,61	35	16,09	0,76	24
SV	♂	3,46	0,47	73	3,65	0,54	81	3,51	0,62	73	3,78	0,71	65	4,04	0,83	63
	♀	3,46	0,62	41	3,42	0,49	31	3,62	0,53	32	3,51	0,75	35	3,94	0,77	24
SV-li	♂	1,68	0,3	73	1,78	0,31	81	1,69	0,34	73	1,89	0,45	65	2,0	0,49	63
	♀	1,57	0,31	41	1,65	0,28	31	1,67	0,32	32	1,79	0,42	35	2,01	0,39	24
SV-re	♂	1,65	0,29	73	1,69	0,34	81	1,65	0,33	73	1,76	0,39	65	1,89	0,47	63
	♀	1,52	0,3	38	1,49	0,28	31	1,73	0,25	32	1,72	0,46	34	1,81	0,4	24
DSV-li	♂	1,16	0,25	73	1,23	0,29	81	1,31	0,29	73	1,44	0,28	65	1,58	0,35	63
	♀	1,17	0,25	41	1,2	0,24	31	1,42	0,36	32	1,43	0,39	34	1,58	0,35	24
DSV-re	♂	1,11	0,24	73	1,18	0,27	81	1,26	0,28	73	1.36	0,39	65	1,47	0,44	63
	♀	1,05	0,28	39	1,14	0,29	31	1,33	0,39	32	1,3	0,47	35	1,41	0,42	24
III V	♂	0,56	0,19	73	0,6	0,2	81	0,6	0,2	73	0,66	0,19	65	0,66	0,2	62
	♀	0,51	0,14	37	0,59	0,18	31	0,63	0,16	32	0,57	0,2	35	0,65	0,23	24

Tab. 6. Übersicht der Mittelwerte (MW) und Standardabweichungen (σ) der Encephalogramme der Normalgruppe. N = Zahl der Fälle, die — wie auch in den folgenden Tabellen — bei den einzelnen Maßen etwas unterschiedlich ist. Das liegt daran, daß bei einer kleineren Zahl von Aufnahmen manche Maße wegen verschwommener Konturen nicht exakt ausmeßbar waren. Um trotzdem nicht das ganze Encephalogramm von der Auswertung auszuschließen, wurde lediglich auf das jeweils nicht genau bestimmbare Maß verzichtet

		♂					♀				
		15—24	25—34	35—44	45—54	55—74	15—24	25—34	35—44	45—54	55—74
Sch	1)	16,63	16,86	16,91	16,99	17,21	16,08	16,41	16,4	16,45	16,57
	2)	16,19	16,44	16,51	16,63	16,59	15,52	15,79	15,84	15,95	15,61
SV	1)	3,6	3,8	3,7	4,01	4,39	3,74	3,66	3,87	3,83	4,4
	2)	3,32	3,48	3,32	3,55	3,69	3,18	3,18	3,37	3,19	3,48
SV-li	1)	1,77	1,87	1,79	2,02	2,2	1,7	1,78	1,82	1,97	2,25
	2)	1,59	1,69	1,59	1,76	1,8	1,44	1,52	1,52	1,61	1,77
SV-re	1)	1,74	1,84	1,79	1,88	2,09	1,65	1,62	1,85	1,91	2,07
	2)	1,56	1,54	1,59	1,64	1,69	1,39	1,36	1,61	1,53	1,55
DSV-li	1)	1,23	1,31	1,39	1,53	1,72	1,27	1,31	1,59	1,59	1,8
	2)	1,09	1,15	1,23	1,35	1,44	1,07	1,09	1,25	1,27	1,36
DSV-re	1)	1,18	1,26	1,35	1,48	1,65	1,17	1,29	1,52	1,5	1,68
	2)	1,04	1,1	1,17	1,24	1,29	0,93	0,99	1,14	1,1	1,14
III V	1)	0,62	0,66	0,66	0,72	0,72	0,57	0,68	0,7	0,65	0,82
	2)	0,5	0,54	0,54	0,6	0,6	0,45	0,5	0,56	0,49	0,48

Tab. 7. Vertrauensbereich der Mittelwerte der einzelnen encephalographischen Maße der Normalgruppe. 1) obere Grenze des Vertrauensbereiches, 2) untere Grenze des Vertrauensbereiches

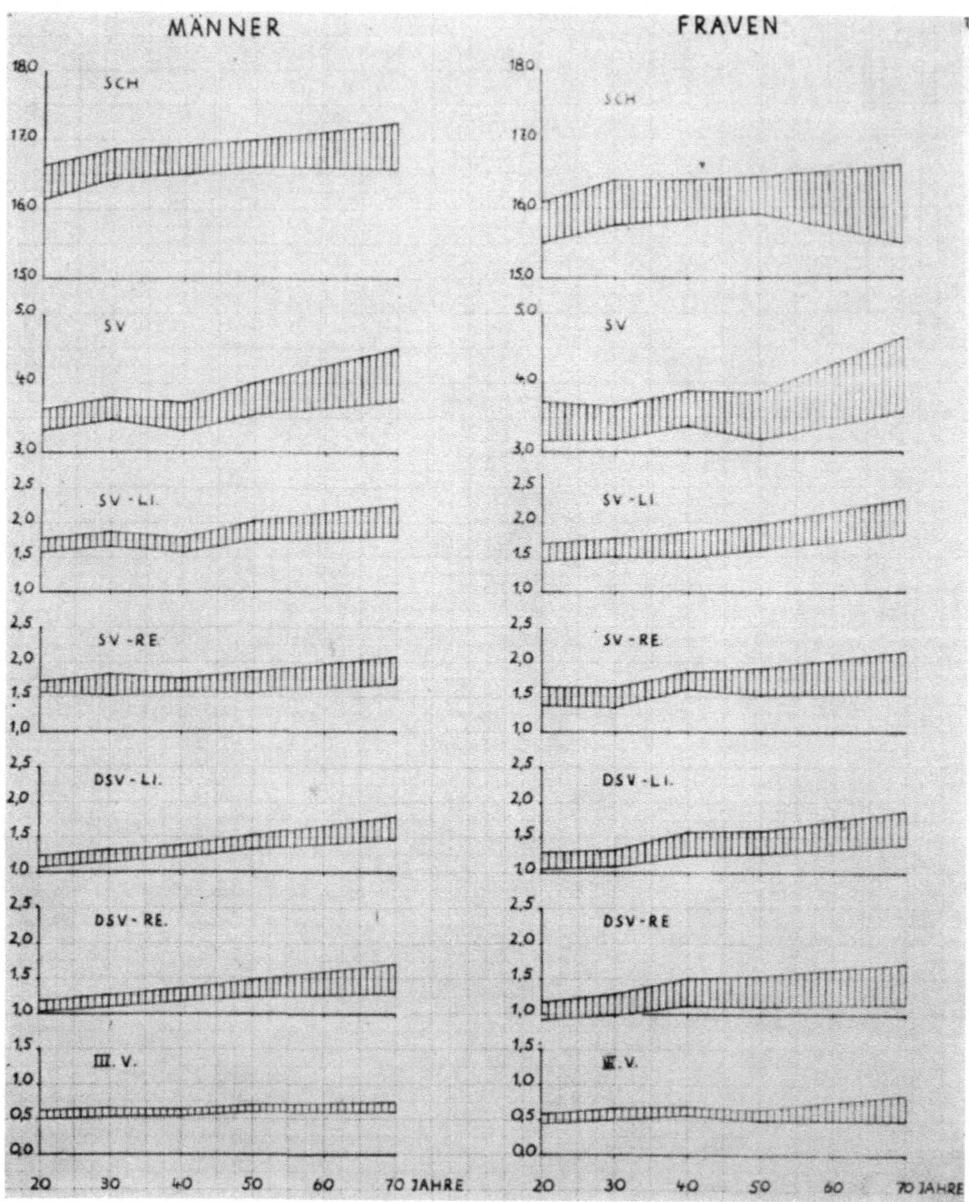

Abb. 12. Graphische Darstellung der Vertrauensberciche der Mittelwerte der einzelnen encephalographischen Maße der Normalgruppe

seiner Mitarbeiter über die Verrundung der Schädelformen (Brachycephalisation) in fast allen europäischen Ländern und auf Anregung von H. VIETEN ergab sich dann, daß Bergerhoff aus uns bis dahin unbekannt gewesenen Messungen an 3500 Schädelröntgenaufnahmen ein ähnliches, wenn auch mathematisch nicht vergleichbares Ergebnis erzielt hatte. Die Annahme von Schädelveränderungen ʼauch im Erwachsenenalter muß deshalb durchaus nicht im Bereich des Zufallergebnisses liegen.

Bei allen Verlaufskurven zeigt sich i. ü. in der letzten Altersgruppe eine deutliche Verbreiterung des Vertrauensbereichs der Mittelwerte, die statistisch weitgehend aus der kleineren Zahl der verwandten Röntgenbilder in dieser Altersgruppe zu erklären ist.

Besonders auffallend an unseren Kurven ist auch erwartungsgemäß die Tatsache, daß sämtliche Maße bei den Frauen niedriger liegen als bei den Männern, jedoch im ganzen die gleiche Verlaufsrichtung anzeigen.

Am klarsten scheinen uns schließlich die Verlaufskurven der Diagonalmaße zu sein, und es scheint, daß sich *hier auch die geringsten Streuungen* zeigen, *so daß das inaugurierte Maß sich als besonders konstant und somit besonders brauchbar erweist.*

Als nächstes errechneten wir den Bereich der Streuung unserer Werte. Aus der GAUSSschen Verteilungskurve wissen wir, daß bei der Normalverteilung — und eine solche liegt, wie wir vorher zeigen konnten, bei unseren Werten vor — etwa 68% aller Fälle im Bereich von ± 1 σ vom Mittelwert und ungefähr 95,5% aller Fälle im Bereich von ± 2 σ vom Mittelwert liegen. Diese beiden Maßeinheiten scheinen uns für unseren Normalbegriff ausreichend. Dem praktischen Bedürfnis unserer Untersuchung entsprechend liegt uns ja hauptsächlich daran, ein Maß zu finden, jenseits dessen wir mit einer bestimmten Wahrscheinlichkeit oder sogar an Sicherheit grenzender Wahrscheinlichkeit mit abnormen Werten zu rechnen haben. Wir müssen uns dabei vor Augen halten, daß die als extrem denkbaren Werte einer Normalverteilungskurve theoretisch im Unendlichen liegen, wobei aber nur etwa 4,5% aller Werte in dem großen Bereich jenseits von ± 2 σ verteilt sind. Ganz besonders ausschlaggebend für unsere Festlegung war aber letztlich unsere schon eingangs und in Übereinstimmung mit HUBER und anderen erfolgte Überlegung, daß sich in unser klinisch als organisch gesund diagnostiziertes Krankenmaterial mit einer gewissen Wahrscheinlichkeit Fälle eingeschlichen haben, deren organische Erkrankung sich nur noch der Feststellung entzogen hat oder deren organischer und sich encephalographisch auswirkender Kern uns noch gar nicht bekannt ist, wie beispielsweise die HUBERschen Feststellungen hinsichtlich encephalographischer Veränderungen bei der Schizophrenie es durchaus denkbar erscheinen lassen könnten. Hier taucht auch wieder die Frage auf, welche klinischen Kriterien einer Diagnose zugrunde gelegt sind. Bedenken wir nämlich, daß sich etwa die Diagnostik des Neurotischen per exclusionem u. a. auch danach richtet, ob der Diagnostiker das vorliegende Encephalogramm als noch normal oder schon

		15—24			25—34			35—44			45—54			55—74		
		MW	+1 σ	+2 σ	MW	+1 σ	+2 σ	MW	+1 σ	+2 σ	MW	+1 σ	+2 σ	MW	+1 σ	+2 σ
Sch	♂	16,41	17,14	17,87	16,65	17,4	18,15	16,71	17,37	18,03	16,81	17,4	17,99	16,9	17,69	18,48
	♀	15,8	16,48	17,16	16,1	16,75	17,4	16,12	16,74	17,36	16,2	16,81	17,42	16,09	16,85	17,61
SV	♂	3,46	3,93	4,4	3,64	4,18	4,72	3,51	4,13	4,75	3,78	4,49	5,2	4,04	4,87	5,7
	♀	3,46	4,08	4,7	3,42	3,91	4,4	3,62	4,15	4,68	3,51	4,26	5,01	3,94	4,71	5,48
SV-li	♂	1,68	1,98	2,28	1,78	2,09	2,4	1,69	2,03	2,37	1,89	2,34	2,79	2,0	2,49	2,98
	♀	1,57	1,88	2,19	1,65	1,93	2,21	1,67	1,99	2,31	1,79	2,21	2,63	2,01	2,4	2,79
SV-re	♂	1,65	1,94	2,23	1,69	2,03	2,37	1,65	1,98	2,31	1,76	2,05	2,34	1,89	2,36	2,83
	♀	1,52	1,82	2,12	1,49	1,77	2,05	1,73	1,98	2,23	1,72	2,18	2,64	1,81	2,21	2,61
DSV-li	♂	1,16	1,41	1,66	1,23	1,52	1,81	1,31	1,6	1,89	1,44	1,72	2,0	1,58	1,93	2,28
	♀	1,17	1,42	1,67	1,2	1,44	1,68	1,42	1,78	2,14	1,43	1,82	2,21	1,58	1,93	2,28
DSV-re	♂	1,11	1,35	1,59	1,18	1,45	1,72	1,26	1,54	1,82	1,36	1,75	2,14	1,47	1,91	2,35
	♀	1,05	1,33	1,61	1,14	1,43	1,72	1,33	1,72	2,11	1,3	1,77	2,24	1,41	1,83	2,25
III V	♂	0,56	0,75	0,94	0,6	0,8	1,0	0,6	0,8	1,0	0,66	0,85	1,04	0,66	0,86	1,06
	♀	0,51	0,65	0,79	0,59	0,77	0,95	0,63	0,79	0,95	0,57	0,77	0,97	0,65	0,88	1,11

Tab. 8. Übersicht der Mittelwerte, +1 σ- und +2 σ-Begrenzung der einzelnen encephalographischen Maße der Normalgruppe

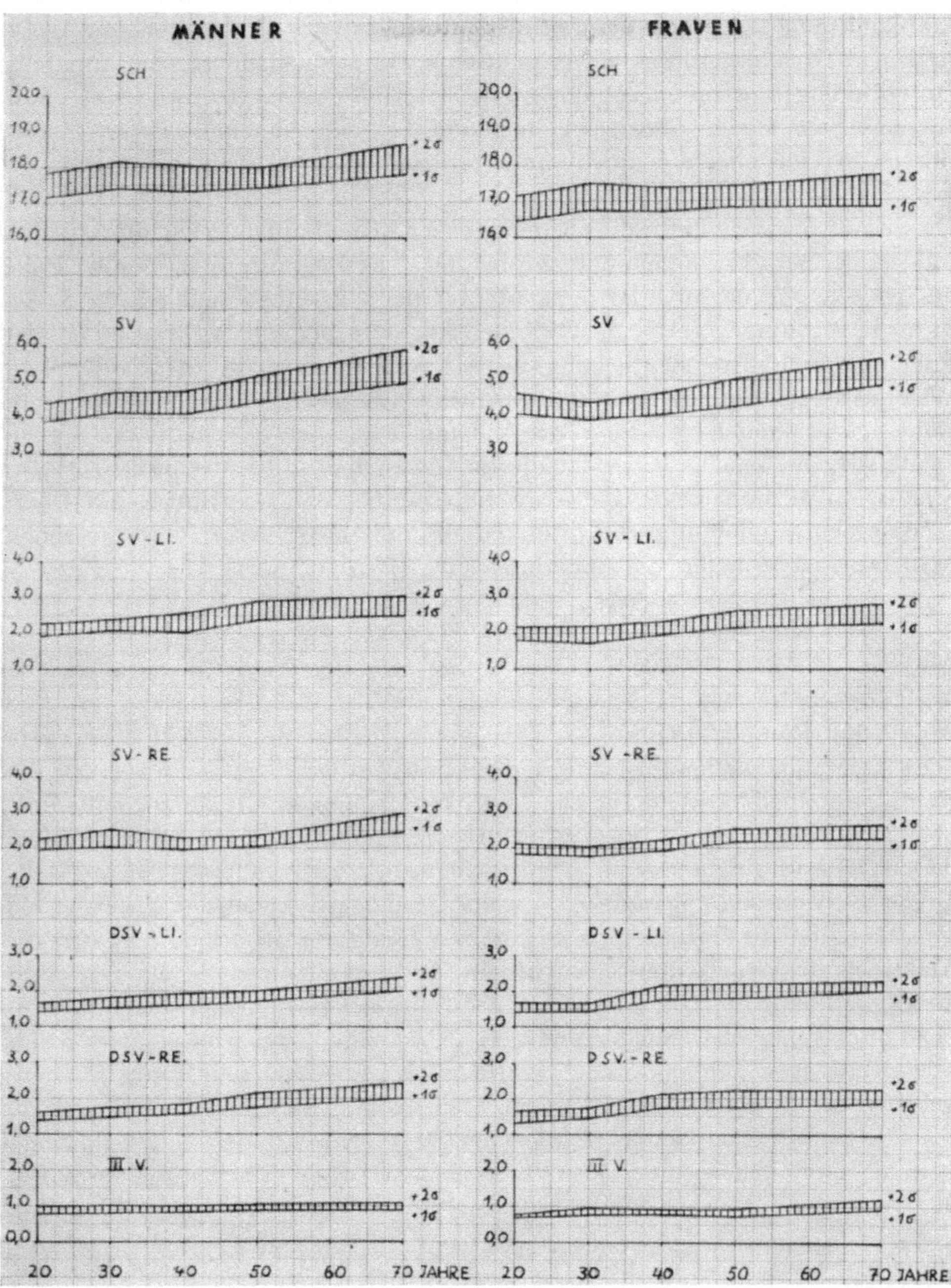

Abb. 13. Graphische Darstellung der +1 σ- und +2 σ-Grenzen der einzelnen encephalographischen Maße der Normalgruppe

krankhaft angesehen hat, dann wird deutlich, daß wir uns in gewisser Weise in einem Circulus vitiosus bewegen, wenn wir diese diagnostische Annahme zur Grundlage unserer encephalographischen Maßstäbe machen wollen. — Diese für uns bestehenden Schwierigkeiten sind bei dem augenblicklichen Stande unseres Wissens aber nur durch einen gewissen Abstrich von Extremwerten zu erreichen.

Da wir uns vorwiegend für die oberen Grenzen der »Normalwerte« interessieren, müssen wir berücksichtigen, daß sich bei der ± 1 σ-Begrenzung 32% aller Fälle auf positive und negative Extremwerte, bei der ± 2 σ-Begrenzung 4,5% davon in beide Richtungen verteilen. D. h. bei der $+1$ σ-Begrenzung sind 84% aller Fälle innerhalb dieser Begrenzung, bei der $+2$ σ-Begrenzung 97,75%.*)
Wenn wir diese beiden Wahrscheinlichkeitsbereiche zur Grundlage unserer Maßstäbe machen wollen, wie das in der biologischen Statistik durchaus zulässig ist, ergibt sich die Tabelle 8, bei der die Spalte »$+1$ σ« durch das 84%- und die Spalte »$+2$ σ« durch das 97,75%-Niveau bestimmt ist. Das entsprechende Übersichtsergebnis (ohne Berücksichtigung der jetzt nicht mehr interessierenden Mittelwertkurve) liefert die Abbildung 13.

b) Die Korrelationen

Nachdem wir nun dargelegt haben, in welchen Bereichen sich die absoluten Verteilungen unserer Meßwerte bewegen, wollen wir untersuchen, ob und welche Beziehungen zwischen den einzelnen Maßen des ap-Bildes bestehen. Diese Operation ist zunächst erforderlich, um überhaupt den Nachweis der Berechtigung einer Verwendung von Ventrikel-Quotienten zu führen, außerdem aber auch, um maximal mögliche Differenzen zwischen Einzelmaßen aufzudecken. Hinsichtlich des ersteren gilt bekanntlich die Annahme, daß z. B. die Größe der Ventrikel abhängig ist von der Größe des Schädels der untersuchten Personen, und aus dieser Annahme heraus haben SCHIERSMANN u. a. ja auch die Maßstäbe der Ventrikelindices entwickelt. Es fragt sich nur, ob und inwieweit dieses Maß seine Berechtigung hat. Hinsichtlich des zweiten Gesichtspunktes ist es klinisch von ganz besonderem Interesse zu wissen, um wieviel breiter normalerweise etwa der linke Seitenventrikel als der rechte sein kann und umgekehrt. Um in einem Beispiel zu sprechen, fragt es sich, ob eine Differenz in der Maximalweite der Seitenventrikel von 0,6 cm, wie es die Abbildung 14 zeigt, noch als normal oder — und diese Frage ist etwa bei der Beurteilung von Hirn-

---

*) Den Bereich jenseits der -2 σ-Grenze, also die Fälle mit extrem kleinem Ventrikelsystem, haben wir bewußt bei unseren Untersuchungen vorerst unberücksichtigt lassen müssen, weil wir einmal glaubten, daß die Grenze zum Pathologischen hin in diesem Bereich noch nicht ausreichend genug von der klinischen Seite her erhellt ist, zum zweiten die Abgrenzung von Hirnschwellungszuständen und echter Mikroventrikulie noch recht schwierig und vor allem auch in den fortgeschrittenen Altersstufen nicht mehr unterscheidbar ist, ob ein kleiner Ventrikel — wenn auch noch in der altersentsprechenden Streubreite — gewissermaßen physiologisch klein ist oder bereits die Erweiterung eines früher mikrocephalen Ventrikels darstellt. Spätere Untersuchungen dieser Frage erscheinen jedoch zur Klärung dieses Komplexes unter mathematisch-statistischen und klinischen Gesichtspunkten lohnend.

verletzungsfolgen oft sehr wesentlich — schon als abartig angesehen werden muß. Nicht zuletzt ist es von klinischem Interesse zu wissen, welche Differenzen zwischen dem Breiten- und Diagonalmaß eines Seitenventrikels bestehen können, um unter Umständen daraus eine nicht selten angenommene »Verbreiterung der Ventrikeltaille« als Ausdruck von stammhirnbedingten Krankheitsprozessen verifizieren zu können.

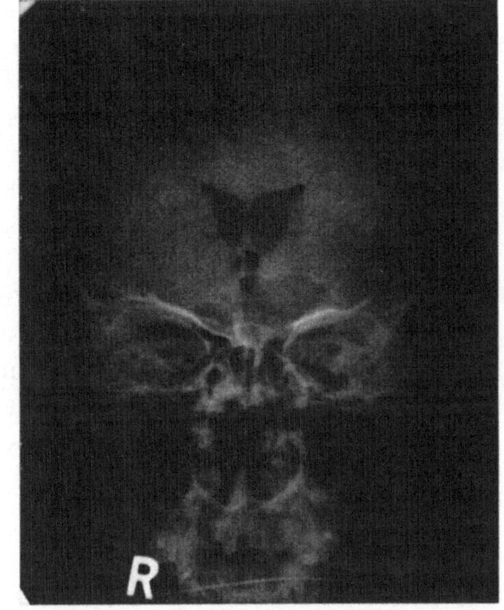

Abb. 14. Encephalogramm mit einer Differenz der Ventrikelbreite von 0,6 cm

Der Nachweis einer Beziehung zwischen zwei mathematischen Größen erfolgt durch die Berechnung des Korrelationskoeffizienten. Ob ein Zusammenhang zwischen zwei Reihen von Maßen besteht, kann man zunächst graphisch, anhand eines sogenannten »Streuungsdiagramms« nachprüfen. Die Abbildung 15

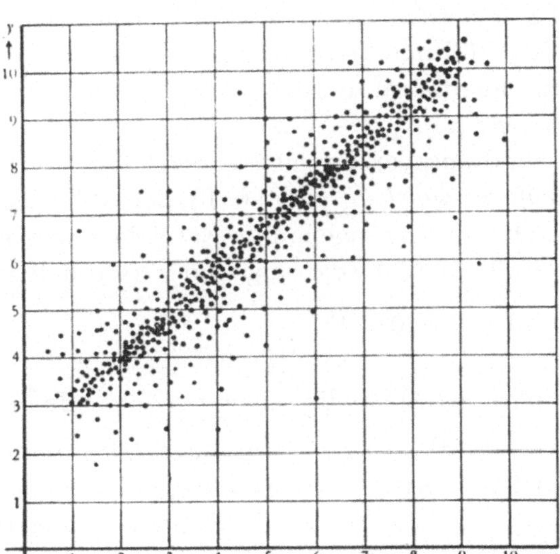

Abb. 15. Beispiel eines Streuungsdiagramms. Aus Documenta Geigy, Wissenschaftliche Tabellen, Basel 1955

veranschaulicht ein solches Streuungsdiagramm, auf dem zu ersehen ist, daß sich der eingezeichnete Punkteschwarm etwa in einer gleichbleibenden Linie von links unten nach rechts oben bewegt. Im Idealfalle würde dieser Punkteschwarm auf einer Geraden liegen und es wäre dann erkenntlich, daß zu jedem Maß x) ein festes Maß y) gehört, daß also eine ganz konstante Beziehung zwischen x) und y) besteht. Bei biologischen Verteilungen sind naturgemäß solche Idealfälle so gut wie nie vorhanden, und es ergeben sich höchstens Verteilungen, etwa der in der Abbildung 15 gezeigten Art, wenn eine gewisse Abhängigkeit von x) zu y) oder umgekehrt besteht. Im anderen Falle würde sich eine Ordnung des Punkteschwarms nicht mehr feststellen lassen. So eindeutig, wie es in der gezeigten Abbildung zu sehen ist, sind die Verhältnisse jedoch nur selten, und häufig läßt sich rein optisch eine Beziehung der beiden beteiligten Maße nicht oder kaum noch erkennen. Dann hilft jedoch noch die Angabe des mathematisch errechenbaren *Korrelationskoeffizienten* (r) weiter. Dieser gibt den Grad des Zusammenhangs beider Merkmale an. Nach der Berechnungsmethode von PEARSON (Produkt-Momentkorrelation) wird nach dem Prinzip vorgegangen, das bei der Berechnung des Mittelwertes und der Standardabweichung erläutert wurde, d. h. man geht von einem geschätzten Mittelwert für beide Vergleichsreihen aus. Die Formel lautet:

$$r = \frac{\Sigma x'\, y - \dfrac{\Sigma x'\, y'}{N}}{\sqrt{\left[\Sigma x'^2 - \dfrac{(\Sigma x')^2}{N}\right]\left[\Sigma y'^2 - \dfrac{(\Sigma y')^2}{N}\right]}}$$

Die Abb. 16 demonstriert den Ausrechnungsmodus dieses Koeffizienten. — Der erhaltene Wert (r) kann zwischen $+1$ und -1 variieren. Der Wert 1 bedeutet eine vollkommen wertmäßige Zuordnung einer Eigenschaft zu einer anderen. Ist er positiv, ist die Zuordnung direkt, ist er negativ, indirekt proportional. Dem höchsten Wert der einen entspricht dann der niedrigste der anderen Reihe. Ein Koeffizient mit dem Wert 0 deutet auf das völlige Fehlen eines Zusammenhanges hin.

Die Brauchbarkeit eines Korrelationskoeffizienten wird untersucht mit dem *wahrscheinlichen Fehler* (wF), der nach CHADDOCK mindestens 4mal kleiner sein muß als r. Der sogenannte wahrscheinliche Fehler ist eine feststehende Funktion der Standardabweichung und wird erhalten, in dem σ mit 0,6745 multipliziert

wird: $wF = 0{,}6745\,\dfrac{1-r^2}{\sqrt{N}}$

Mit dieser Methodik haben wir folgende Beziehungen untersucht:

a) Sch: SV   (größte Schädelbreite zu größter Ventrikelbreite)

b) SV-li: SV-re   (größtes Breitenmaß des linken zu größtem Breitenmaß des rechten Ventrikels)

c) DSV-li: DSV-re (Diagonalmaß des linken zum Diagonalmaß des rechten Ventrikels)

d) SV-li: DSV-li (größtes Breitenmaß zum Diagonalmaß des linken Ventrikels)

e) SV-re: DSV-re (größtes Breitenmaß zum Diagonalmaß des rechten Ventrikels).

Die gleiche Beziehung untersuchten wir bei der Gruppe der pathologischen Fälle. Die Tabelle 9 zeigt die errechneten Ergebnisse, wobei die Spalte r die Korrelationskoeffizienten, die Spalte wF den wahrscheinlichen Fehler und die Spalte N die Anzahl der untersuchten Fälle erkennen läßt.

			r	wF	N
Normal-gruppe	Sch	: SV	0,24	0,03	518
	SV-li	: SV-re	0,65	0,02	514
	DSV-li	: DSV-re	0,75	0,01	515
	SV-li	: DSV-li	0,69	0,01	517
	SV-re	: DSV-re	0,74	0,01	514
Pathol. Gruppe	Sch	: SV	0,34	0,03	227
	SV-li	: SV-re	0,65	0,02	227
	DSV-li	: DSV-re	0,77	0,01	227
	SV-li	: DSV-li	0,88	0,01	227
	SV-re	: DSV-re	0,82	0,01	226

Tab. 9. Übersicht über die Korrelationskoeffizienten (r) und ihre wahrscheinlichen Fehler (wF) einzelner encephalographischer Beziehungsmaße. N = Anzahl der untersuchten Korrelationen

Erstaunlicherweise fanden wir den schlechtesten Korrelationskoeffizienten (0,24) in der Normalgruppe bei der Errechnung der Beziehung zwischen der größten Schädelbreite und der größten Ausdehnung beider Seitenventrikel. Ein ähnliches Ergebnis fand sich auch bei der überprüften pathologischen Gruppe (0,34), und schon rein graphisch war erkennbar, daß die Beziehung zwischen diesen beiden Maßen bei weitem nicht so stark ist, wie dieses im allgemeinen bisher angenommen worden ist. Trotzdem kann bei der hohen Zahl der verglichenen Fälle (N = 518) und dem wahrscheinlichen Fehler von 0,03 gesagt werden, daß eine Abhängigkeit der beiden Maße voneinander besteht. Diese kann jedoch nicht allein mit dem früher beschriebenen und altersabhängigen Anstieg der Schädelinnenmaße erklärt werden. Das Bestimmtheitsmaß (r^2) von 0,06 bzw. von 0,12 besagt nämlich, daß lediglich 6 bzw. 12% der Maße durch die Änderung einer der beiden Vergleichsgrößen bedingt sein können.

Seine praktische Auswertung wird dieses Ergebnis deshalb bei der später zu beschreibenden Normierung des Quotienten zwischen größter Schädel- und größter Ventrikelbreite haben müssen; hier wird nämlich ein entsprechend großer Streuungsbereich in Erscheinung treten müssen.

Es war schließlich noch von Interesse, bei Stichproben unseres Materials festzustellen, wie sich die Korrelationskoeffizienten bestimmter Altersgruppen verhalten und ob auch hier ausreichende Beziehungen nachzuweisen sind. Wir haben zu diesem Zwecke die Korrelationskoeffizienten getrennt nach Altersgruppen für das Verhältnis größte Schädel- zu größter Ventrikelbreite (Sch:SV) und das Verhältnis größtes Breitenmaß des linken Seitenventrikels zum linken Diagonalmaß (SV-li:DSV-li) errechnet. Tabelle 10 zeigt die Ergebnisse für die erste, Tabelle 11 für die zweite Berechnung. Wir ersehen aus ihnen, daß die

AG	r	wF	N
15—24	0,1	0,065	114
25—34	0,21	0,061	112
35—44	0,05	0,061	105
45—54	0,26	0,061	100
55—64	0,28	0,081	79

Tab. 10. Übersicht über die Korrelationskoeffizienten von größter Schädel- zu größter Ventrikelbreite nach Altersgruppen

Korrelationskoeffizienten im wesentlichen mit denen für die Gesamtgruppe übereinstimmen können und somit auf Grund der Stichproben quer durch alle Altersgruppen einen erkennbaren Zusammenhang annehmen. Auch hier zeigen aber

AG	r	wF	N
15—24	0,63	0,06	114
25—34	0,69	0,05	112
35—44	0,56	0,07	105
45—54	0,74	0,04	99
55—74	0,8	0,08	87

Tab. 11. Übersicht über die Korrelationskoeffizienten von größtem Breitenmaß des linken Seitenventrikel zum linken Diagonalmaß nach Altersgruppen

die Bestimmtheitsmaße, daß nur in einem verschwindend kleinen Prozentsatz aller Fälle ($r^2 = 0,01 - 0,08$) eine Änderung der einen aus der Änderung der anderen Größe erklärt werden kann. Interessanterweise haben schon BOENING und KONSTANTINU betont, daß zu einem großen Schädel nicht unbedingt ein großes Ventrikelsystem zu gehören braucht, und SCHIERSMANN meinte, dieses könne im Gegenteil bei den »schweren« Gehirnen sogar verhältnismäßig klein sein. Daß bei diesem Sachverhalt eine Überprüfung der Zusammenhänge unumgänglich war, liegt auf der Hand, da einigermaßen fixe Beziehungsmaße wie etwa ein Schädel-Ventrikel-Index ohne den Nachweis einer bestehenden Korrelation einfach sinnlos wären. — Jedenfalls ist eine solche Beziehung mathematisch erkennbar, sie ist allerdings — wie die erwähnten Autoren mit Recht

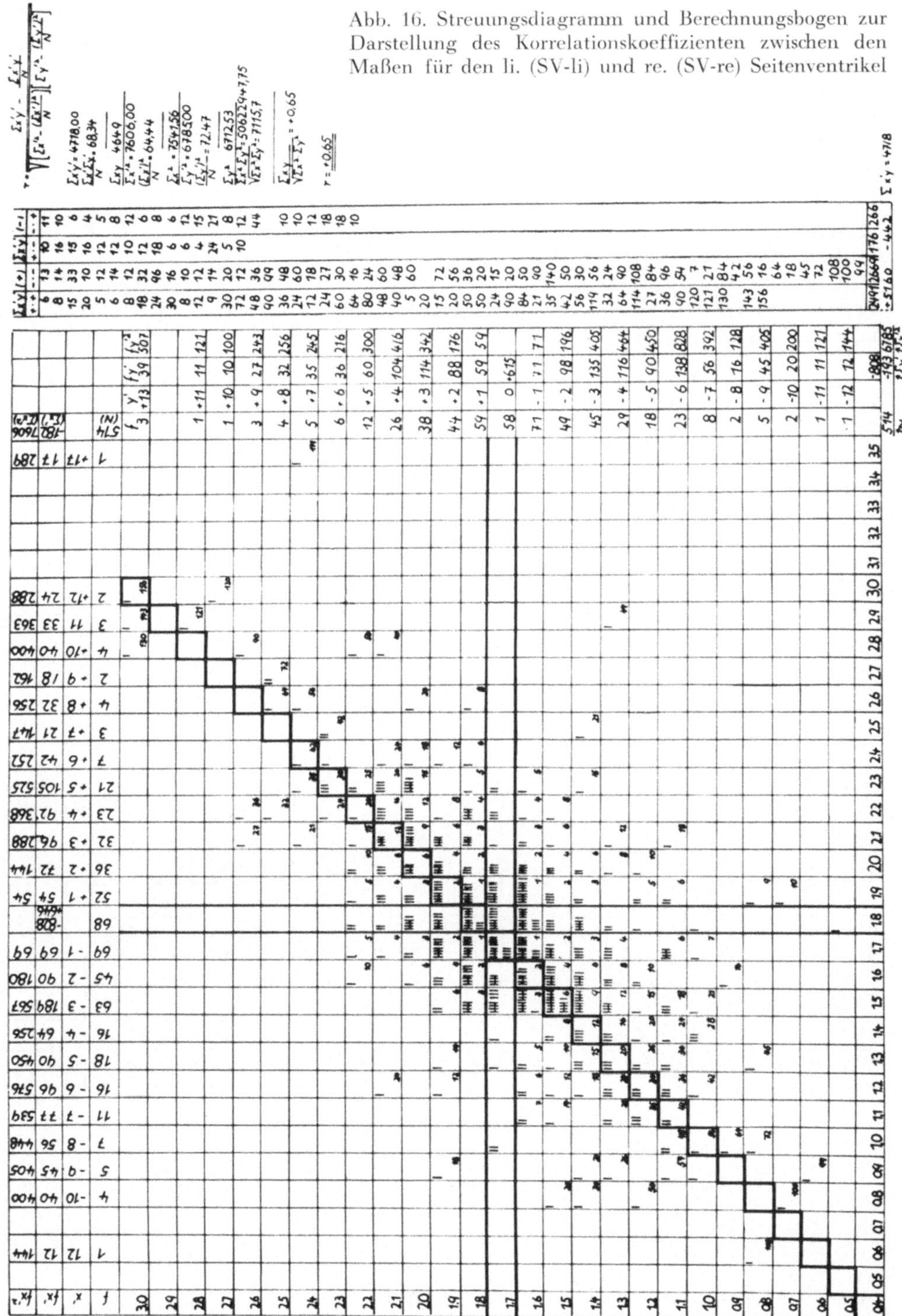

Abb. 16. Streuungsdiagramm und Berechnungsbogen zur Darstellung des Korrelationskoeffizienten zwischen den Maßen für den li. (SV-li) und re. (SV-re) Seitenventrikel

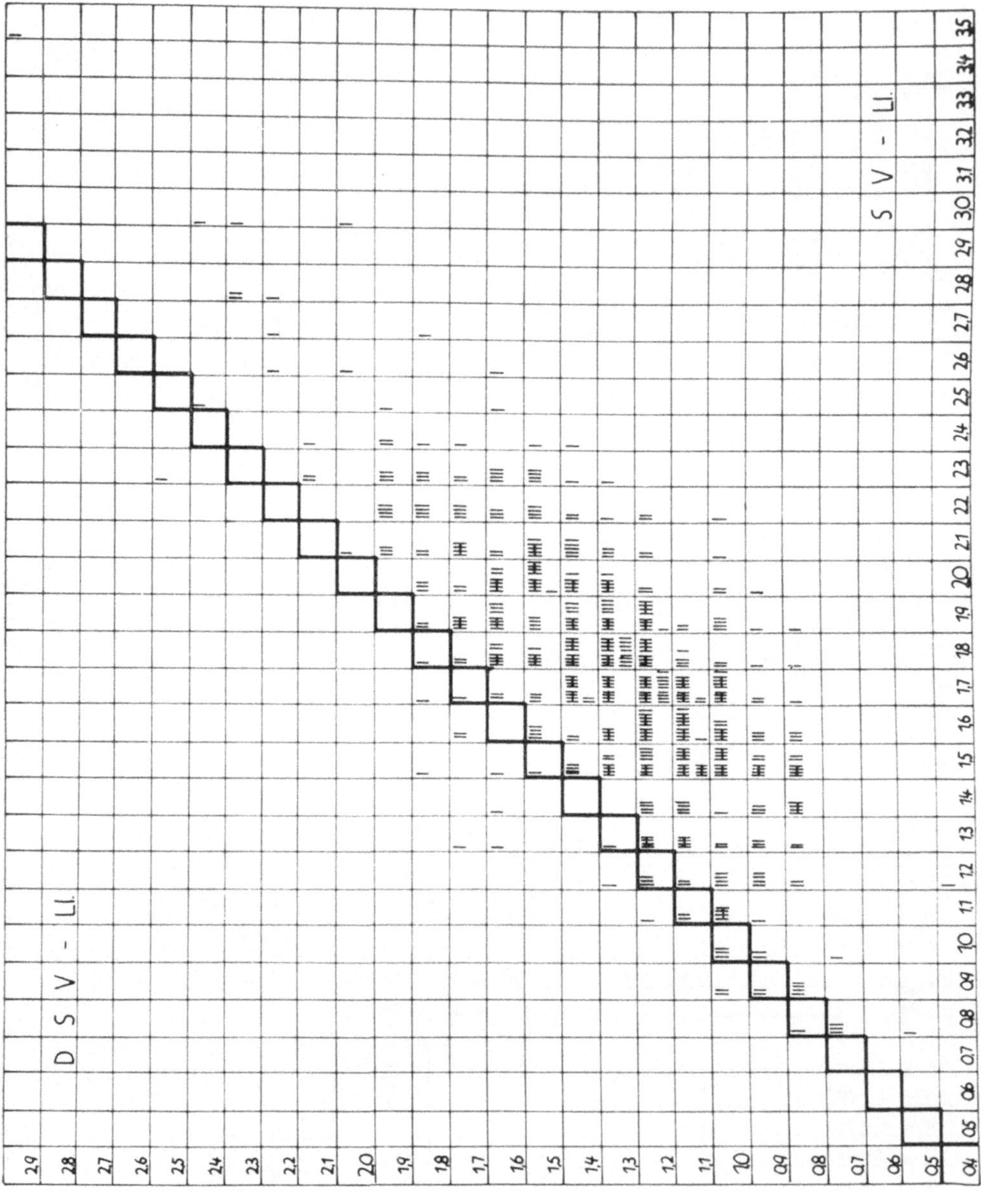

Abb. 17. Streuungsdiagramm aus den Maßen für den linken Seitenventrikel (SV-li) und das Diagonalmaß des linken Seitenventrikels (DSV-li)

annahmen — nicht sehr stark, so daß etwa bei einem großen Schädel sehr wohl überlegt werden muß, ob ein darin befindliches großes Ventrikelsystem nun groß ist, weil die Schädel- und Hirngröße das bedingen, oder weil eine Noxe dafür verantwortlich zu machen ist. Wir werden später zu zeigen Gelegenheit haben, daß die Messung und Bewertung solcher Befunde nicht nach einem Kriterium allein, sondern »mehrdimensional« erfolgen müssen.

Wesentlich stärkere statistische Zusammenhänge fanden sich bei Errechnung der übrigen Korrelationskoeffizienten, die ausnahmslos einen recht starken Zusammenhang der verglichenen Maße erkennen lassen. Dieses Ergebnis ist natürlich nicht verwunderlich und in der Praxis ist mit solchen Annahmen auch stets gearbeitet worden. Des reinen Überblicks halber zeigen die Abbildungen 16 und 17 die beiden Streuungsdiagramme der Korrelationsberechnung zwischen den Maßen SV-li : SV-re und SV-li : DSV-li. Dabei bezeichnen jeweils die Abszissen das Maß SV-li und die Ordinaten die Maße SR-re und DSV-li. Die treppenförmige mittlere Auszeichnung der Quadrate kennzeichnet jeweils die Schnittpunkte gleichgroßer Maße für die Abszisse und Ordinate. Aus der Abbildung 16 läßt sich zunächst erkennen, daß sich die Häufung der dargestellten Fälle mit leichter Rechtsbetonung um diese Linie herum bewegt, d. h. mit anderen Worten, daß in nur geringer Häufigkeit größere Weiten des linken Seitenventrikels gefunden wurden, besonders aber, wie es die Abbildung 17 erkennen läßt, daß in einer erheblich größeren Zahl aller Fälle das Maß SV-li eine größere Ausdehnung zeigt als das Maß DSV-li. Dieses letztere Ergebnis zeigt an, daß zwar eine Korrelation zwischen SV-li und DSV-li besteht, daß aber der Trend dieser Zahlen von der Mittellinie nach rechts verschoben ist. Mit anderen Worten bedeutet dies, daß das Breitenmaß des rechten Ventrikels in der Regel

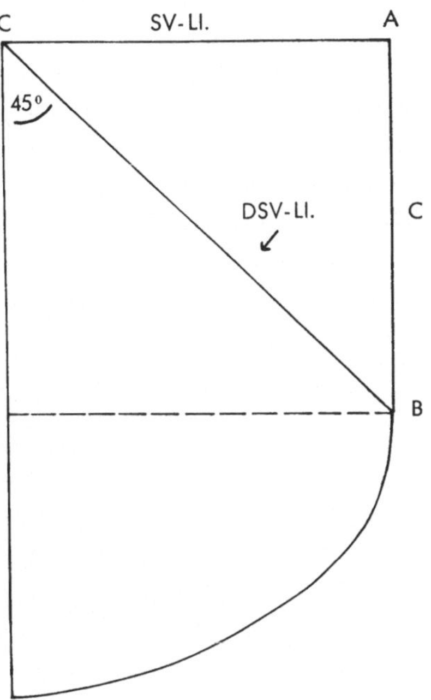

Abb. 18. Übersicht über das maximale Größenverhältnis der Maße des linken Seitenventrikels

größer ist als das Diagonalmaß. Diese Feststellung ist nicht einmal so selbstverständlich wie es auf den ersten Blick erscheinen könnte, denn wenn wir uns Abbildung 18 vor Augen halten, sehen wir, daß es durchaus vorkommen kann, daß der Punkt A und der Punkt B einen gleichen Abstand von der Mittellinie aufzeigen können und damit die Strecke DSV-li u. U. größer sein kann als die Strecke SV-li. Da es sich aber bei dem Dreieck A — B — C um ein rechtwinkliges handelt, ergibt sich nach dem pythagoräischen Lehrsatz, daß DSV-li² = SV-li² + c² sein muß. Nun ist aber, weil es sich nicht nur um ein rechtwinkliges, sondern um ein gleichschenkliges rechtwinkliges Dreieck handelt, SV-li = c, so daß DSV-li² = 2 SV-li² sein muß. Daraus wiederum folgt, daß DSV-li = $\sqrt{2}$ · SV-li, also = 1,41 SV-li sein muß. Nun ist es aber nicht denkbar, daß unter normalen Umständen der Abstand von B zur Mittellinie größer sein kann, als das Maß SV-li, so daß als maximales Normalmaß für DSV das 1,41fache des Maßes SV gelten muß. Ein Blick auf die Abbildung 17 läßt auch erkennen, daß tatsächlich Größendifferenzen, die das beschriebene Anhaltsmaß überschreiten, bei unserer Versuchsgruppe nicht vorkommen.

Von wesentlich größerer Bedeutung ist es, in Erfahrung zu bringen, welche maximalen Differenzen in der Praxis zwischen dem größten Breitenmaß und dem Diagonalmaß der Seitenventrikel gefunden werden. Um zu diesen Maximaldifferenzen zu kommen, sei daran erinnert, daß, wie im vorigen Kapitel bereits ausgeführt worden ist, innerhalb unserer Normalgruppe ein gewisses Maß an diagnostischen Fehlurteilen einkalkuliert werden muß. Wenn wir nun beispielsweise bei Zugrundelegung der 95,5%-Grenze (= ±2 σ) von unseren 517 untersuchten Fällen hinsichtlich des Verhältnismaßes SV-li:DSV-li ausgehen, so bedeutet das, daß davon jeweils 23,27 Extremfälle nicht mehr in den Normalbereich einbeschlossen werden sollen. Wir müßten also auf beiden Seiten der Verteilung etwa diese Zahl von Fällen abstreichen, um dann zu ersehen, in welchem Verhältnisbereich sich die übrigen Fälle bewegen. — Statistisch gesehen ist es jedoch zuverlässiger, tabellarisch die Größe und Richtung der Differenzen

	MW	σ	+2 σ	+1 σ	−1 σ	−2 σ
SV-li > SV-re	0,1	0,31	0,72	0,41	−0,21	−0,52
DSV-li > DSV-re	0,07	0,24	0,55	0,31	−0,17	−0,41
SV-li > DSV-li	0,45	0,26	0,97	0,71	−0,19	−0,07
SV-re > DSV-re	0,42	0,27	0,96	0,69	−0,15	−0,12

Tab. 12. Übersicht über Mittelwerte (MW), Streuungen (σ) und die σ-Grenzen der Differenzmaße der einzelnen Ventrikelabschnitte

zusammenzustellen und daraus wiederum die üblichen Maße des Mittelwertes und der Standardabweichung zu bestimmen. Die Tabelle 12 zeigt diese Ergebnisse, die Abbildung 19 die entsprechenden Verteilungskurven. Aus der Tabelle 12 ist zu erkennen, daß im Mittel der linke Seitenventrikel um 0,1 cm

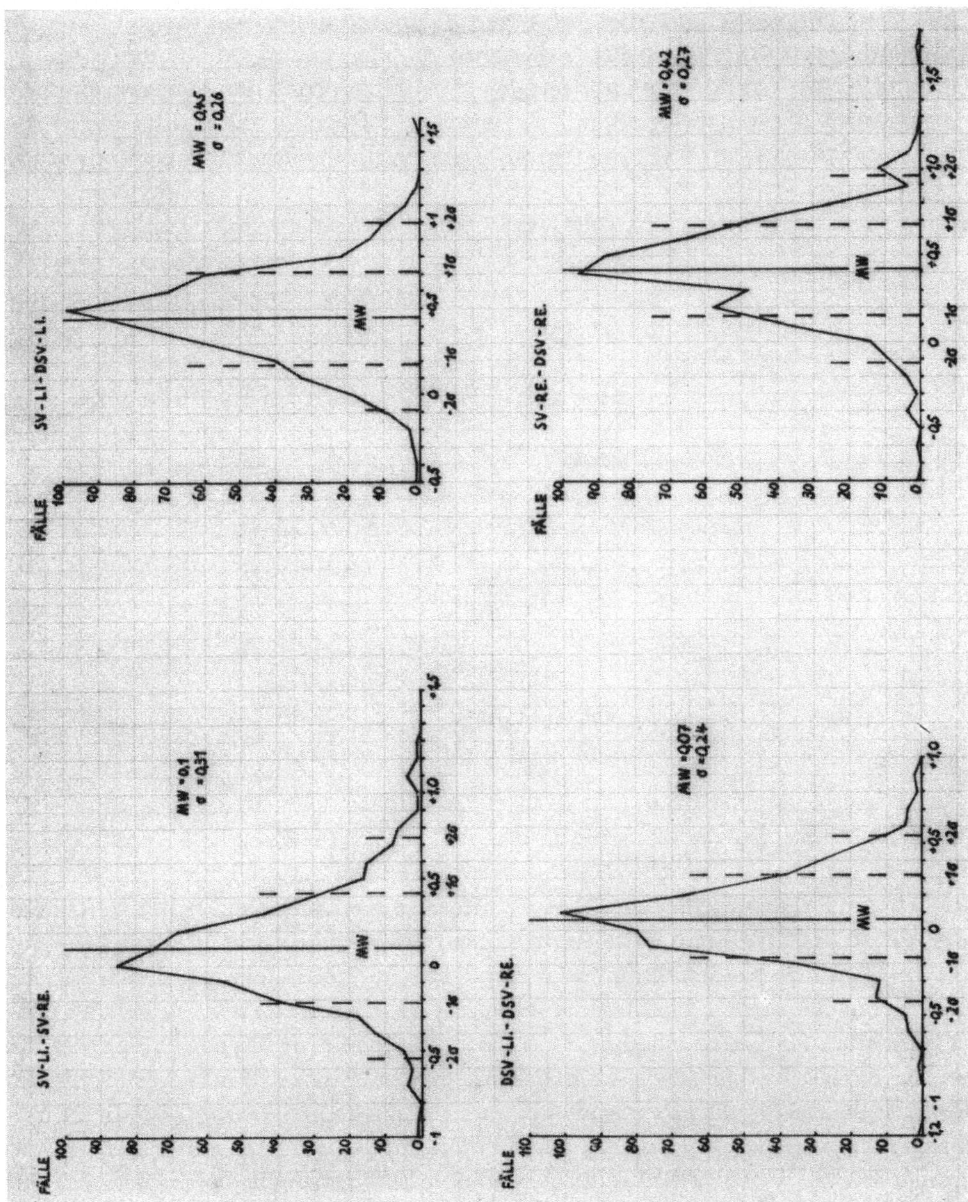

Abb. 19. Verteilungskurven der Differenzen zwischen den einzelnen Ventrikelmaßen (das erste Maß ist jeweils der Minuend)

größer ist als der rechte*), das linke Diagonalmaß im Mittel um 0,07 cm größer als rechts, und die Breitenmaße der beiden Seitenventrikel wiederum um 0,45

*) wobei der Fehler durch etwaige Einmischung von Linkshändern nicht berücksichtigt werden konnte.

bzw. 0,42 cm größer als die jeweiligen Diagonalmaße. Aus den jeweiligen Standardabweichungen ergeben sich damit die Begrenzungen für die Normalverteilung. Abb. 20 läßt die Grenzen der Normalbereiche erkennen, den Bereich der jeweiligen Grenzfälle (Bereiche zwischen $\pm 1\ \sigma$ und $\pm 2\ \sigma$), und vor allem die Werte, die mit an Sicherheit grenzender Wahrscheinlichkeit bereits patho-

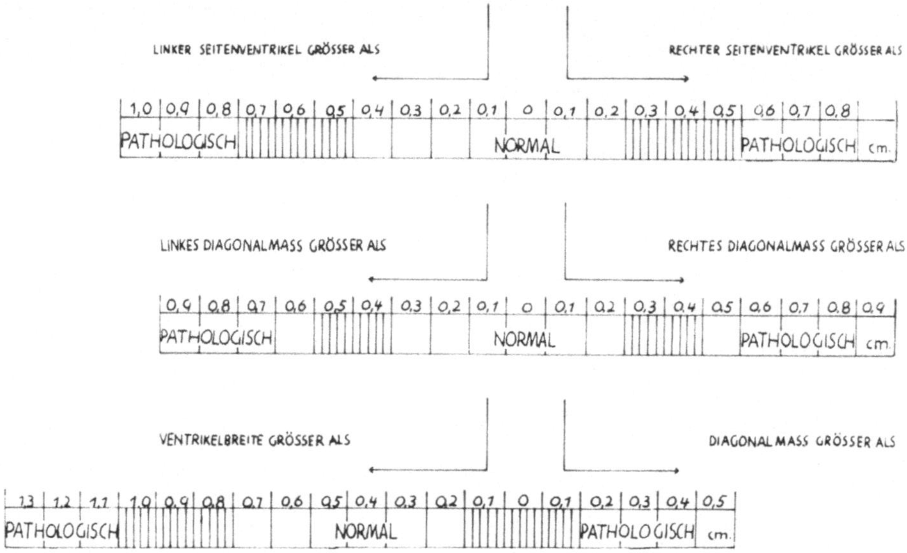

Abb. 20. Übersichtsbild zur Bewertung der Differenzen zwischen den einzelnen Ventrikelabschnitten

logisch sind. Hinsichtlich der Breitendifferenz zwischen den Seitenventrikeln heißt das, daß der linke Seitenventrikel normalerweise nicht mehr als 0,7 cm breiter als der rechte sein kann, dagegen der rechte normalerweise niemals mehr als 0,5 cm breiter als der linke, wobei die Grenzbereiche nicht einmal berücksichtigt sind. Das linke Diagonalmaß darf nicht mehr als 0,5 cm größer sein als rechts, das rechte kann höchstens 0,4 cm größer sein als das linke. Wenn die Ventrikelbreite das Diagonalmaß um mehr als 1,0 cm überragt, ist dieser Befund pathologisch, desgleichen das Diagonalmaß, wenn es mehr als 0,1 cm größer ist als die Ventrikelbreite. Aus diesen Berechnungen haben wir also ein brauchbares Maß für die maximale Differenzmöglichkeit zwischen den Einzelmaßen der ap-Aufnahmen erhalten. In der Übersicht des 9. Kapitels sind diese Überlegungen noch einmal zusammenfassend wiedergegeben. — Im nächsten Kapitel wollen wir uns nun den aus den Korrelationsberechnungen sich rechtfertigenden Ventrikel-Quotienten zuwenden.

c) Die Ventrikel-Quotienten

Wie wir im vorigen Kapitel erläutern konnten, finden sich bei unserem Untersuchungsmaterial ausreichende Korrelationskoeffizienten, um Beziehungsmaße verschiedener meßbarer Ventrikelabschnitte aufstellen zu können. Seit SCHIERS-

	15—24		25—34		35—44		45—54		55—74	
	MW	σ	MW	σ	MW	σ	MW	σ	MW	σ
SV-Qu.	4,85	0,93	4,72	0,72	4,77	0,93	4,7	1,04	4,19	1,0
SV-Qu.li	5,13	1,21	4,86	1,13	4,99	1,24	4,73	1,28	4,38	1,09
SV-Qu.re	5,3	1,2	5,33	1,25	5,08	1,07	5,17	1,31	4,87	1,47
DSV-Qu.li	7,33	1,45	6,99	1,47	6,59	1,5	6,22	1,55	5,55	1,3
DSV-Qu.re	7,9	1,88	7,3	1,66	6,9	1,59	6,71	1,82	5,7	1,41
III V-Qu.	7,03	2,1	6,82	2,01	6,05	1,9	6,24	2,07	6,37	2,59

Tab. 13. Übersicht der Mittelwerte (MW) und Standardabweichungen (σ) der einzelnen Ventrikelquotienten nach Altersgruppen

MANN ist es üblich, die größte Schädelbreite in Beziehung zu setzen zur größten Breite beider Seitenventrikel. Mit einer Reihe von anderen Untersuchern haben wir uns dieser Methode angelehnt, sind jedoch aus den früher geschilderten

		15—24	25—34	35—44	45—54	55—74
SV-Qu.	1)	5,08	4,9	5,01	4,96	4,52
	2)	4,62	4,54	4,53	4,47	3,86
SV-Qu.li	1)	5,43	5,13	5,29	5,03	4,73
	2)	4,83	4,59	4,69	4,43	4,03
SV-Qu.re	1)	5,66	5,64	5,35	5,48	5,34
	2)	5,0	5,02	4,81	4,86	4,4
DSV-Qu.li	1)	7,69	7,35	6,96	6,59	5,97
	2)	6,97	6,63	6,22	5,85	5,13
DSV-Qu.re	1)	8,37	7,71	7,29	7,16	6,18
	2)	7,43	6,89	6,51	6,26	5,22
III V-Qu.	1)	7,57	7,33	6,54	6,77	7,25
	2)	6,49	6,31	5,56	5,71	5,49

Tab. 14. Vertrauensbereich der Mittelwerte der einzelnen Ventrikelquotienten nach Altersgruppen: 1) obere Grenze des Vertrauensbereiches, 2) untere Grenze des Vertrauensbereiches

	15—24			25—34			35—44			45—54			55—74		
	MW	−1 σ	−2 σ	MW	−1 σ	−2 σ	MW	−1 σ	−2 σ	MW	−1 σ	−2 σ	MW	−1 σ	−2 σ
SV-Qu.	4,85	3,92	2,99	4,72	4,0	3,28	4,77	3,84	2,91	4,7	3,66	2,62	4,19	3,19	2,19
SV-Qu.li	5,13	3,92	2,71	4,86	3,73	2,6	4,99	3,75	2,51	4,73	3,45	2,17	4,38	3,29	2,1
SV-Qu.re	5,3	4,1	2,9	5,33	4,08	2,83	5,08	4,0	2,93	5,17	3,86	2,55	4,87	3,4	1,93
DSV-Qu.li	7,33	5,88	4,43	6,99	5,52	4,05	6,59	5,09	3,59	6,22	4,67	3,12	5,55	4,25	2,95
DSV-Qu.re	7,9	6,02	4,14	7,3	5,64	3,98	6,9	5,31	3,72	6,71	4,89	3,07	5,7	4,29	2,88
III V-Qu.	7,03	4,93	2,83	6,82	4,81	2,8	6,05	4,15	2,25	6,24	4,17	2,1	6,37	3,78	1,19

Tab. 15. Übersicht über Mittelwerte, −1 σ- und −2 σ-Begrenzung der einzelnen Ventrikelquotienten

Überlegungen nicht wie SCHIERSMANN von den Außenmaßen des Schädels, sondern von dessen innerer Breite ausgegangen. Mit WOLFF und BRINKMANN haben wir diese Änderung der Methode für zweckmäßig gehalten, um die Verschiedenheiten der Knochendicke möglichst auszuschalten und weil uns die innere Begrenzung des Schädels schärfer meßbar erschien. An dieser Stelle glauben wir deshalb noch einmal darauf hinweisen zu müssen, daß unmittelbare Vergleiche der SCHIERSMANNschen mit unseren Zahlenergebnissen nicht ohne Umrechnung möglich sind. Über dieses übliche Maß (Schädelbreite zu größter Ventrikelbreite = SVQu.) hinaus haben wir für einzelne Ventrikelabschnitte folgende Quotientenberechnungen untersucht:

Halbe Schädelbreite zu größter Breite des linken Seitenventrikels (= SV-Qu.li),

halbe Schädelbreite zu größter Breite des rechten Seitenventrikels (= SV-Qu.re),

halbe Schädelbreite zum linken Diagonalmaß (DSV-Qu.li),

halbe Schädelbreite zum rechten Diagonalmaß (DSV-Qu.re),

größte Ventrikelbreite zu größter Breite des 3. Ventrikels (III. V-Qu.).

Die Tabelle 13 (unter Zusammenlegung der Geschlechter) ergibt die Werte für die einzelnen verglichenen Gruppen, unterteilt nach den üblichen Altersklassen. Die Tabelle 14 zeigt die Berechnung des Vertrauensbereiches der Ventrikelquotienten-Mittelwerte auf dem Niveau von 1⁰/₀, wie dies verfahrensmäßig früher dargestellt worden ist. Die Abbildung 21 zeigt wiederum mit dem Ziele, den Trend der Verläufe anzuzeigen, den genannten Vertrauensbereich, die Abbildung 22 das aus der Tabelle 15 übertragene Ergebnis der durch −1 und −2 σ festliegenden Grenzzahlen. Erwartungsgemäß zeigt sich bei diesen

Kurvenverläufen im Gegensatz zu den Kurven bei den absoluten Werten ein altersabhängiges Absinken sämtlicher Quotienten, von denen das Beziehungsmaß zwischen der größten Breite beider Seitenventrikel zum 3. Ventrikel die stärksten Schwankungen aufzeigt. Aus allen anderen Verlaufsrichtungen sehen wir jedoch, wie es bei der Berechnung von Quotienten mathematisch leicht erklärbar ist, ein zahlenmäßig recht erhebliches Absinken der entsprechenden Quotienten mit dem Alter, vor allem bei den beiden Quotienten, die sich auf das Verhältnis der halben Schädelbreite zu den Diagonalmaßen beziehen (DSV-Qu.li und DSV-Qu.re).

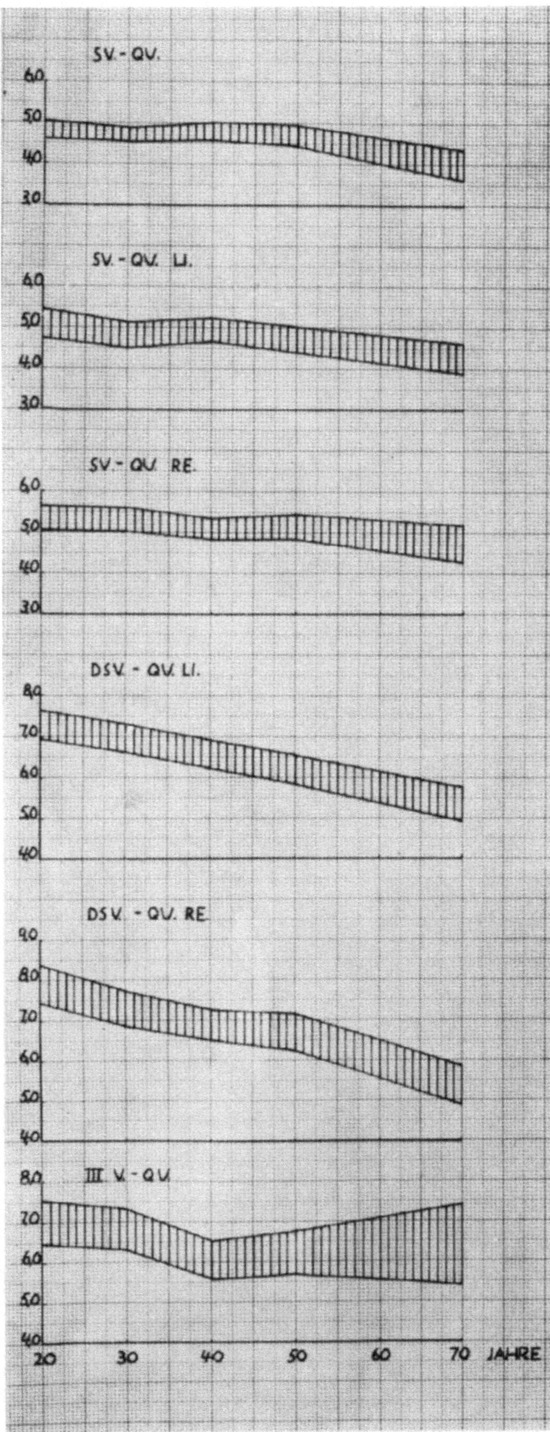

Abb. 21. Graphische Darstellung der Vertrauensbereiche der Mittelwerte der einzelnen Ventrikelquotienten nach Altersgruppen

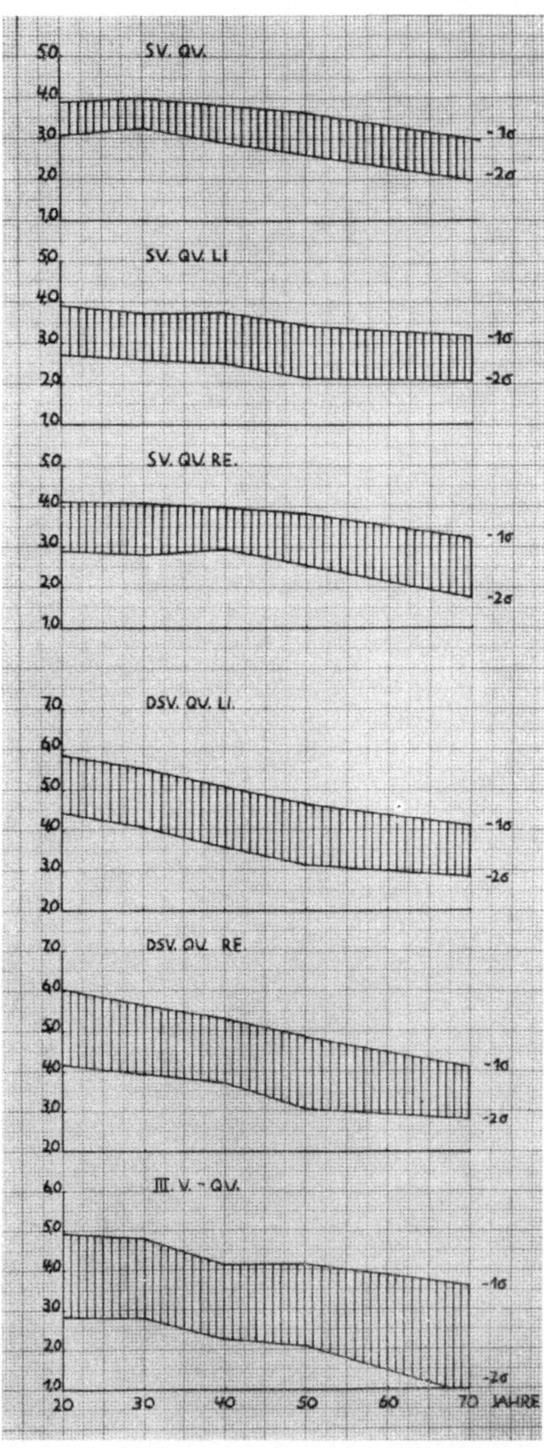

Abb. 22. Graphische Darstellung der −1 σ- und −2 σ-Grenzen der einzelnen Ventrikelquotienten

8. Zusammenfassung der Ergebnisse und Grenzen der Aussagemöglichkeit

Obwohl seit der Einführung der Luftencephalographie in die neurologische Diagnostik durch DANDY (1918) und BINGEL (1920) rund 40 Jahre vergangen sind und auch die Entwicklung der Elektrencephalographie und der cerebralen Angiographie ihre diagnostische Bedeutung nicht entscheidend zu mindern vermochten, sind bis heute die Grenzen der »normalen« Ventrikelgrößen nicht bekannt. Zumindest ist es bis jetzt nicht gelungen, zu wissenschaftlich einigermaßen verbindlichen Größenangaben zu kommen, obgleich mehrfach beachtliche Ansätze dazu (DAVIDOFF-DYKE, EVANS, KEHRER, SCHIERSMANN u. a.) gemacht worden sind. Die den Kritiker jedoch nicht überzeugenden Versuche meßbarer Größenbestimmungen haben dann auch dazu geführt, daß sich die Mehrzahl aller Untersucher weiterhin vorwiegend nach ihrer persönlichen Erfahrung richtet und die bisher inaugurierten Maßzahlen mehr oder weniger verwirft. Auf der anderen Seite sind sich jedoch die meisten Beurteiler der Fehlerbelastung dieses Weges bewußt. Erst 1959 hat SCHEID bei der Beurteilung von 12 Encephalogrammen durch verschiedene und besonders erfahrene Kliniken und Institute festgestellt, daß lediglich 4 Ansichten davon übereinstimmend waren und damit die diagnostische Valenz der Encephalographie hinsichtlich von Größenbestimmungen — wenigstens unter den augenblicklichen Verhältnissen — praktisch ad absurdum geführt. Das nimmt im Grunde auch nicht wunder, wenn an die Unterschiedlichkeit der Erfahrungsquellen gedacht, die Beteiligung optischer Täuschungsmöglichkeiten berücksichtigt und vor allem das Fehlen exakter Kenntnisse der altersgebundenen Veränderungen beachtet wird. Hinsichtlich des letzteren liegen zwar seit HEINRICH gewisse Anhaltspunkte vor, entscheidend ist jedoch bei allen bisherigen Versuchen der Einführung eines Maßsystems, daß einmal keine genauen Berechnungen der Mittelwertverläufe von zahlreichen Encephalogrammen wahrscheinlich normaler Personen vorliegen, insbesondere aber, daß das Ausmaß der Streuungsmöglichkeiten bisher kaum beachtet worden ist.

Die Bedeutung der Verfügbarkeit solcher Maßeinheiten ergibt sich aber nicht nur aus dem Bedürfnis der Praxis mit Bezug auf den Einzelfall, beispielsweise bei der Beurteilung von Hirnverletzungsfolgen, sondern ganz besonders auch im Hinblick auf die Untersuchung ganzer Krankheitsgruppen und verläuft mit den sich daraus ergebenden nosologischen Erkenntnissen. Überdenkt man beispielsweise die Feststellungen von JUNGE und WANKE über irreversible Größen-

zunahmen luftgefüllter Hirnventrikel wenige Tage bis Wochen nach Gewalt-
einwirkungen auf den Schädel und einfachen Commotionen, im Gegensatz zu
anfänglich beobachteten Verkleinerungen, so ergibt sich allein aus der Frage
nach der (ödembedingten) makroskopischen Hirnveränderung nach Hirn-
erschütterung die Fragwürdigkeit des Commotionsbegriffes überhaupt hinsichtlich des Charakteristikums der fehlenden hirntraumatischen Dauerverände-
rung. Von mehr noch als begrifflicher Bedeutung ist die aufgewiesene Frage
beispielsweise auch für die Kenntnis evtl. Ventrikelveränderungen im Hirn-
stammgebiet durch entzündliche Noxen oder pathologischer Hirnveränderungen bei endogenen Psychosen, wie sie von HUBER beschrieben worden sind.
Die vorliegende Arbeit hat sich deshalb zum Ziel gesetzt, durch mathematisch-
statistische Berechnungen an 745 unter gleichen Bedingungen durchgeführten
Encephalogrammen zu den interessierenden Mittelwerten und Streuungs-
maßen zu kommen. Zu diesem Zweck wurde zunächst untersucht, ob bestimmte
und ggf. welche Krankheitsgruppen encephalographisch voneinander unterscheidbar wären. Dabei ergab sich, daß die Gruppen der Suchtkranken (13),
Alkoholiker (20), der Epilepsie (98) und des Schwachsinns (84) ohne nachweisbare Ursache, Schizophrenie (75), Neurosen, Psychopathien und organisch gesunden Beobachtungsfälle (228) hinsichtlich der Ventrikelgröße signifikant unterscheidbar waren von den Gruppen, die sich aus 192 hirnorganisch Kranken
(traumatische Hirnschädigungen, multiple Sklerose, Lues cerebri und progressive Paralyse), Postencephalitis (15), Chorea Huntington (3), seniler Demenz,
Hirnarteriosklerose und hirnatrophischen Prozessen (17) zusammensetzten.
Innerhalb dieser beiden Hauptgruppen selbst gab es jedoch keine signifikanten
Unterscheidungsmöglichkeiten, und es wurde deshalb die erste mit 518 Fällen
als »Normalgruppe« der sogenannten pathologischen Gruppe (227 Fälle) gegen-
übergestellt. Für die Normalgruppe bestimmten wir nun nach Feststellung
ihrer Normalverteilung (GAUSS), getrennt nach Geschlechtern, die Mittelwerte
(MW) und ihre Standardabweichungen (σ) hinsichtlich der in Abb. 11 (S. 42)
näher bezeichneten Maße für die größte innere Schädelbreite (Sch), die Breite
beider Seitenventrikel (SV), der einzelnen Seitenventrikel (SV-li bzw. SV-re)
und des dritten Ventrikels (III. V.). Außerdem wurde zur Größenbestimmung
der sogenannten Ventrikeltaille ein sogenanntes Winkel- oder Diagonalmaß
(DSV-li bzw. DSV-re) eingeführt, das die Größe einer von der oberen, inneren
Spitze eines Seitenventrikels beginnenden und um 45 Grad gegen die Senk-
rechte verschobenen und vom Ventrikelbild bedeckten Strecke mißt.
Die Einführung dieses Maßes erschien zur metrischen Bestimmung der sog.
Ventrikeltaille besonders zweckmäßig, weil wir mit KAUTZKY und ZÜLCH sowie
zahlreichen anderen Autoren der Auffassung sind, daß die größte Kammerbreite der Seitenventrikel nicht unbedingt ihr bestes Maß darstellen muß, sondern sich zur Sicherung krankhafter Veränderungen im Hirnstammbereich ein
»viel feinerer Index« (KAUTZKY und ZÜLCH) durch eine Breitenmessung etwa
in Höhe der Foramina Monroi finden lassen müsse.

Inbesondere schien uns aber auch ein Bezugsmaß des III. Ventrikels zu seiner genaueren Beurteilung notwendig zu sein, denn obgleich NÜRNBERGER und SCHALTENBRAND schon bei orthoradiographischen Messungen mit der Spaltblende Breiten zwischen 3 und 6 mm feststellen konnten, schwanken Schätzungen der Normalgröße des III. Ventrikels in der Literatur zwischen 15 und 79 mm. Dabei sind aber weder physiologische Altersveränderungen noch die selbstverständliche Relation zwischen der Größe des III. und anderer Ventrikelabschnitte und vor allem keine projektionsbedingten Größenveränderungen berücksichtigt worden.

In den untersuchten Lebensaltersabschnitten von jeweils 10 Jahren ergab sich bei unseren Messungen ein Ansteigen der Mittelwerte für sämtliche Maße der Einzelventrikel um etwa 0,1 cm sowohl bei Männern als auch bei Frauen, ausgenommen beim III. Ventrikel, der von Altersgruppe zu Altersgruppe nur eine meßbare Vergrößerung von durchschnittlich 0,02—0,04 cm zeigte. Bei breiter werdender Streuung mit dem Alter stiegen die Bereiche der entsprechenden + 1 σ-Kurven, unterhalb derer sich nach mathematisch-statistischer Gesetzmäßigkeit etwa 84⁰/o aller Fälle befinden, und gleichfalls die der + 2 σ-Kurven, mit etwa 97,75⁰/o aller Fälle, um ungefähr die gleichen Größen an. Im Durchschnitt ergab sich jedenfalls ein physiologischer Gesamtanstieg dieser Werte für die Einzelventrikel um etwa 0,5—0,8 cm (entsprechend 1,0—1,6 cm für beide Seitenventrikel) zwischen den Altersgruppen 15—24 und 65—74 Jahren. Beim III. Ventrikel betrug der Anstieg der verglichenen Gruppen rund 0,2 cm innerhalb der genannten Zeiträume.

In Anbetracht einer wahrscheinlichen Fehlerquote in der klinischen Diagnostik der »Normalgruppe« wurden nun die Grenzverläufe der + 2 σ-Kurve, jenseits derer theoretisch 2,25⁰/o aller Werte liegen, als Beginn pathologischer Maße, der Bereich zwischen der + 1 σ- und + 2 σ-Kurve als Grenzbereich bezeichnet.

Bei der praktisch besonders interessanten Frage nach den möglichen Differenzen zwischen den sich jeweils entsprechenden Ventrikelmaßen zeigte sich, daß der linke Seitenventrikel in 54,86⁰/o aller Fälle größer war als der rechte. In 16,74⁰/o aller Fälle waren rechter und linker Seitenventrikel gleich groß, in 28,4⁰/o war der rechte Seitenventrikel größer als der linke. Die Maximaldifferenzen (oberhalb von + 2 σ) zugunsten der linken Seite lagen für das Breitenmaß der einzelnen Seitenventrikel bei 0,7 cm, für das Diagonalmaß bei 0,5 cm. Die entsprechenden Grenzwerte zu Gunsten der rechten Seite lagen für das Breitenmaß der einzelnen Seitenventrikel bei 0,5 cm, für das Diagonalmaß bei 0,4 cm.

Beim Vergleich der Größe des Breiten- und des Diagonalmaßes ergab sich, daß 97,75⁰/o aller Fälle ein größeres oder um höchstens 0,1 cm kleineres Breitenmaß zeigten. In nur 2,25⁰/o war das Diagonalmaß um mehr als 0,1 cm größer als das jeweilige Breitenmaß oder das Breitenmaß um mehr als 1,0 cm größer als das Diagonalmaß.

Durch Korrelationsberechnung erfolgte nun die Untersuchung der Frage, ob und welche Beziehungen einerseits zwischen der Schädelgröße und den einzelnen aufgeführten Maßen und andererseits innerhalb der Ventrikelmaße selbst bestehen. Es zeigte sich, daß die Korrelation zwischen Schädelinnenmaß (Sch) und größter Breite beider Seitenventrikel (SV) im ap-Bild mit einem Korrelationskoeffizienten (r) von 0,24 relativ gering, und zwar quer durch alle Altersgruppen, war, die Korrelationen zwischen den übrigen Maßen jedoch mit Werten zwischen 0,65 und 0,75 bedeutend günstiger lagen. Nichtsdestoweniger wurde nach den statistisch-mathematischen Kriterien des wahrscheinlichen Fehlers (wF) jedoch erkennbar, daß Beziehungen zwischen Schädel- und Ventrikelgröße bestehen und daher die Aufstellung von Quotienten gerechtfertigt ist.

Es erfolgte deshalb letztlich die Berechnung der beschriebenen statistischen Daten für die einzelnen Beziehungsmaße (Quotienten) der Ventrikel im ap-Bild, und zwar des SV-Qu. (Seitenventrikelquotient), der SV-Qu.re und li*), der Diagonalmaße der Seitenventrikel (DSV-Qu.re bzw. li) und des III. Ventrikels (III. V.-Qu.)**).

Insgesamt ergab sich bei der nicht unerwarteten relativ großen Streuungstendenz der Werte ein Absinken der Quotienten für die Seitenventrikel zwischen den Altersgruppen 15–24 und 65–74 Jahre um etwa 0,5–1,0, für die Diagonalquotienten und den Quotienten des III. Ventrikels sogar um 1,5–2,0 sowohl für die Mittelwerte als auch die als Grenzwert aufgefaßten 1 σ- und 2 σ-Begrenzungen. Während beispielsweise in der ersten untersuchten Altersgruppe der Beginn eines pathologischen Seitenventrikelquotienten (SV-Qu.) mit 2,99 gefunden wurde, lag der entsprechende Wert in der Altersgruppe 65–74 Jahre bei 2,19.

Für die praktische Auswertung eines Luftencephalogramms ergab sich nun abschließend aus den vorliegenden Untersuchungen die Notwendigkeit, die Größe eines Ventrikelabschnittes dann mit an Sicherheit grenzender Wahrscheinlichkeit als Grenzbefund oder pathologisch zu bezeichnen, wenn entweder einer von den offerierten Quotienten außerhalb des Bereiches des »Normalen« befunden worden ist oder die Differenz der Ventrikelmaße die erwähnten Größenordnungen überschritten hat.

Aus dem vorher Gesagten ist also ersichtlich geworden, daß zur Bestimmung der extremen Begrenzungen des »normalen« Encephalogramms einige Messungen und Rechenoperationen erforderlich sind, die bei den recht beachtlichen Streuungsmöglichkeiten der Absicht Rechnung tragen sollen, die Extremwerte einzelner Maße weitmöglichst auszuschalten. Insbesondere ist jedoch deutlich geworden, daß mit Einzelmaßen oder der Angabe von einzelnen Quotienten den beachtlichen Variationsmöglichkeiten des encephalographischen Befundes nicht ausreichend Rechnung getragen werden kann. Vergleicht man einmal anhand eines Millimetermaßes die Streuungsbereiche und die soeben dargestell-

---

*) Bei den Quotienten der *einzelnen* Seitenventrikel und der Diagonalmaße wurde zur besseren Vergleichbarkeit die halbe Schädelinnenbreite zugrunde gelegt.
**) gebildet aus dem Breitenmaß beider Seitenventrikel und des III. Ventrikels.

ten extremen Grenzen innerhalb der verschiedenen Abschnitte des ap-Bildes, so zeigt sich, daß innerhalb der Einzelmaße gar nicht so große Schwankungen vorliegen, wie das bei einem Studium der vorigen Kapitel zunächst den Anschein haben könnte. Andererseits liegen aber Möglichkeiten nach verschiedenen Richtungen vor, die bei der diagnostischen Auswertung berücksichtigt werden müssen. Aus den uns zur Verfügung stehenden encephalographischen Röntgenaufnahmen haben wir deshalb zwei Aufnahmen ausgewählt, bei denen die errechneten Maßeinheiten in extremen Grenzfällen vorliegen. Ein Blick auf die Abbildung 23, die Grenzwerte auf dem —1 σ- bis —2 σ-Wahrscheinlichkeitsniveau (= 84—97,75⁰/o) eines 61jährigen Mannes präsentiert, und insbesondere auch auf die Abbildung 24, die einen gerade pathologischen Befund des Wahrscheinlichkeitsniveaus jenseits des —2 σ-Bereiches (= 97,75⁰/o) bei einem 32jährigen Manne zeigt, läßt erkennen, daß die berechneten Grenzwerte auch von einem beachtlichen Teil »erfahrener« Diagnostiker noch als normal angesehen worden wären. Sie sind sowohl optisch als auch im Maßzahlenbereich tat-

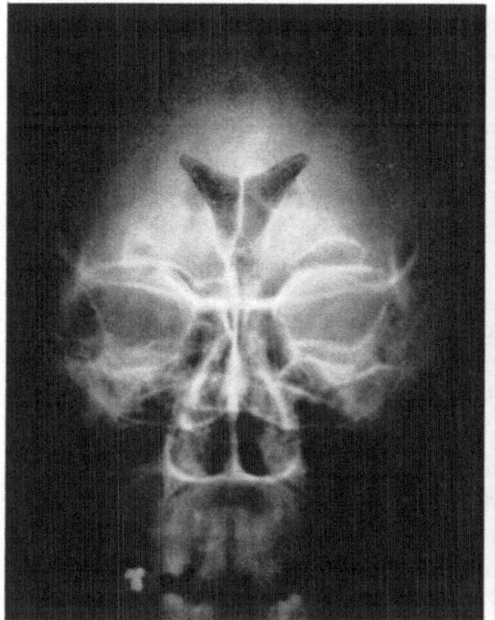

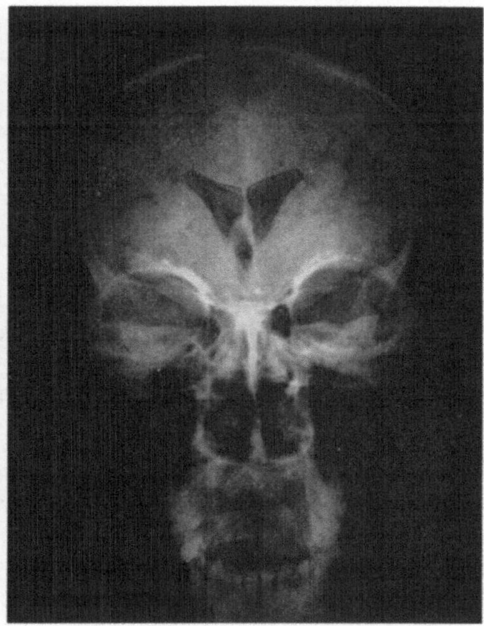

Abb. 23. ap-Bild eines 61jährigen Mannes mit Grenzwerten zwischen dem —1 σ- und —2 σ-Bereich	Abb. 24. ap-Bild eines 32jährigen Mannes mit allgemein eben pathologischen Größenverhältnissen

sächlich auch sehr ähnlich, in Anbetracht des verschiedenen Lebensalters der untersuchten Personen jedoch wesentlich anders zu beurteilen. So ist das in Abbildung 23 gezeigte Bild des 61jährigen Mannes kaum größer als es den »normalen« Durchschnittsmaßen seiner Altersgruppe entspricht, das Encephalogramm der Abbildung 24 jedoch für einen 32 Jahre alten Mann bereits mit an

Sicherheit grenzender Wahrscheinlichkeit pathologisch. Das entscheidende Ergebnis unserer Untersuchungen liegt jedenfalls darin, daß die Verfügbarmachung von Grenzbereichen der Normalverteilung für die Praxis Extremwerte des für eine bestimmte Altersgruppe noch als normal zu vertretenden Encephalogramms aufgezeigt hat. Jenseits dieser Grenzen kann es, sofern man nur anzuerkennen bereit ist, daß sich biologische Tatbestände eben höchstens mit an Sicherheit grenzender Wahrscheinlichkeit bestimmen lassen, kaum noch zweifelhaft sein, daß hier solche extremen Maße vorliegen, die mit praktisch dem gleichen Wahrscheinlichkeitsgrade als pathologisch bezeichnet werden müssen.

In der Praxis wird es also erforderlich werden, jeden einzelnen Quotienten des jeweiligen Encephalogramms mit den Extremwerten, so wie sie nachfolgend angegeben sind, zu vergleichen. Ergibt sich dabei, daß sämtliche gefundenen Quotienten innerhalb der jeweiligen Normalbereiche der jeweiligen Altersgruppen sind, so ist die Aussage erlaubt, daß es sich mit hoher Wahrscheinlichkeit um ein hinsichtlich seiner Größe im Bereiche des Normalen befindliches Encephalogramm handelt. Liegt aber auch nur ein einziger Quotient außerhalb des Extrembereiches von $-2\,\sigma$ muß mit hoher Wahrscheinlichkeit ein pathologischer Befund angenommen werden.

Eine weitere Einengung der Befundauswertung ist möglich durch den Vergleich der einzelnen Ventrikelmaße untereinander. Es liegt auf der Hand, daß etwa die sogenannte Ventrikeltaille in einem bestimmten Verhältnis zur Größe des Gesamtventrikels stehen muß. Ebenso läßt die Breite des einen Seitenventrikels nur eine beschränkte Variation für die Breite des anderen zu. Es ist eine alte Erkenntnis, daß der linke Seitenventrikel beim Rechtshänder i. S. der dominanten Hemisphäre etwas größer sein kann als der rechte. Es kann aber auch umgekehrt sein. Wie weit solche Differenzen nun noch als für den Normalbefund vertretbar angesehen werden können, lehrt aber nur der statistische Vergleich.

Im einzelnen ist es zweckmäßig, sich zur Messung der Röntgenbilder der beigefügten Meßleiste, deren Funktion sich aus der Abbildung 10 (Seite 39) ergibt, zu bedienen und zur Auswertung vorgedruckte Auswertungsbögen zu benutzen, wie sie in den Abbildungen 25—27 wiedergegeben sind*). Dabei ist zu beachten, daß sich die Quotienten für den rechten und linken Seitenventrikel (SV-Qu.re bzw. SV-Qu.li) und für die beiden Diagonalmaße (DSV-Qu.re bzw. DSV-Qu.li) der besseren Vergleichbarkeit halber aus dem *halbierten* Schädelinnenmaß errechnen und der Quotient für den III. Ventrikel (III. V-Qu) aus dem Breitenmaß beider Seitenventrikel. Aus der Übersicht der Maße sind sodann unschwer die Differenzen zwischen den interessierenden Einzelmaßen zu errechnen und in dem Übersichtsbild einzusetzen. Ist also beispielsweise der

---

*) Zum Ausgleich kleiner Schwankungen bestimmten wir in jeder Einheit die mittlere Differenz der Streuungsmaße aller Altersgruppen und erhielten dann durch Subtraktion oder Addition von den mittleren Streuungen aus die korrigierten Grenzwerte der einzelnen Altersgruppen.

rechte Seitenventrikel (SV-re) um 0,4 cm größer als das rechte Diagonalmaß (DSV-re), so ist oberhalb der Nullinie in der entsprechenden Spalte bei 0,4 ein X zu machen. Mit einem Blick ist so zu erkennen, daß diese Differenz noch im Normalbereich, innerhalb der nicht schraffierten Grenzbereiche liegt. Der Eintrag der Quotienten erfolgt in dem dafür vorgesehenen Übersichtsbild der jeweiligen Altersgruppe, in denen die Grenzwerte durch Schraffierung gekennzeichnet sind.

Zur Veranschaulichung des geschilderten Sachverhaltes haben wir deshalb die in der Abbildung 25–27 protokollierten Fälle ausgesucht, die im folgenden beschrieben werden sollen:

Fall 1 (Abb. 25)

Encephalogramm eines 54jährigen Mannes mit folgenden Meßwerten:

größtes Schädelinnenmaß	(Sch)	15,8
größte Breite beider Seitenventrikel	(SV)	4,3
Breite des rechten Seitenventrikels	(SV-re)	1,9
Breite des linken Seitenventrikels	(SV-li)	2,1
Diagnonalmaß rechter Seitenventrikel	(DSV-re)	1,5
Diagonalmaß linker Seitenventrikel	(DSV-li)	1,6
größte Breite des III. Ventrikels	(III. V)	0,8

Unmittelbar nach der Messung werden diese Werte nun in die zugehörige Spalte des Auswertungsbogens eingetragen (s. Abb. S. 74). Zunächst wird nun bestimmt, ob die Beziehungsmaße der einzelnen Ventrikelabschnitte sich im Normalbereich befinden oder nicht. Wir sehen, daß der linke Seitenventrikel um 0,2 cm größer ist als der rechte. Also machen wir ein Kreuz (X) bei 0,2 zugunsten des linken Seitenventrikels. Ebenso bezeichnen wir die Stelle 0,1 zugunsten des linken gegenüber dem rechten Diagonalmaß. Der rechte Seitenventrikel (SV-re) ist um 0,4 cm größer als das rechte Diagonalmaß (DSV-re). Auch diese Stelle ist durch ein X bezeichnet und schließlich die Stelle 0,5 zugunsten des linken Seitenventrikels (SV-li) gegenüber dem linken Diagonalmaß (DSV-li). Wir ersehen unschwer, daß sämtliche Differenzmaße im Normalbereich liegen.

Nachdem nun die Beziehung der Ventrikelabschnitte untereinander untersucht ist, wenden wir uns der Prüfung der Frage zu, in welcher Relation die Beziehungsmaße zwischen größter Schädelinnenbreite und den einzelnen Ventrikelabschnitten zu den altersbezogenen Normwerten stehen. Wir bestimmen dafür zunächst die einzelnen Quotienten für die beiden Seitenventrikel, die Diagonalmaße und den III. Ventrikel. Dazu halbieren wir — wie unter 1) im Auswertungsbogen erkennbar — das Schädelmaß, lesen auf den Tabellen im Anhang die jeweiligen Quotienten ab und tragen sie in die entsprechende Spalte des Auswertungsbogens ein. Der Quotient für den III. Ventrikel (III. V-Qu.) errechnet sich aus Vergleichbarkeitsgründen aus der Breite beider Seitenventrikel

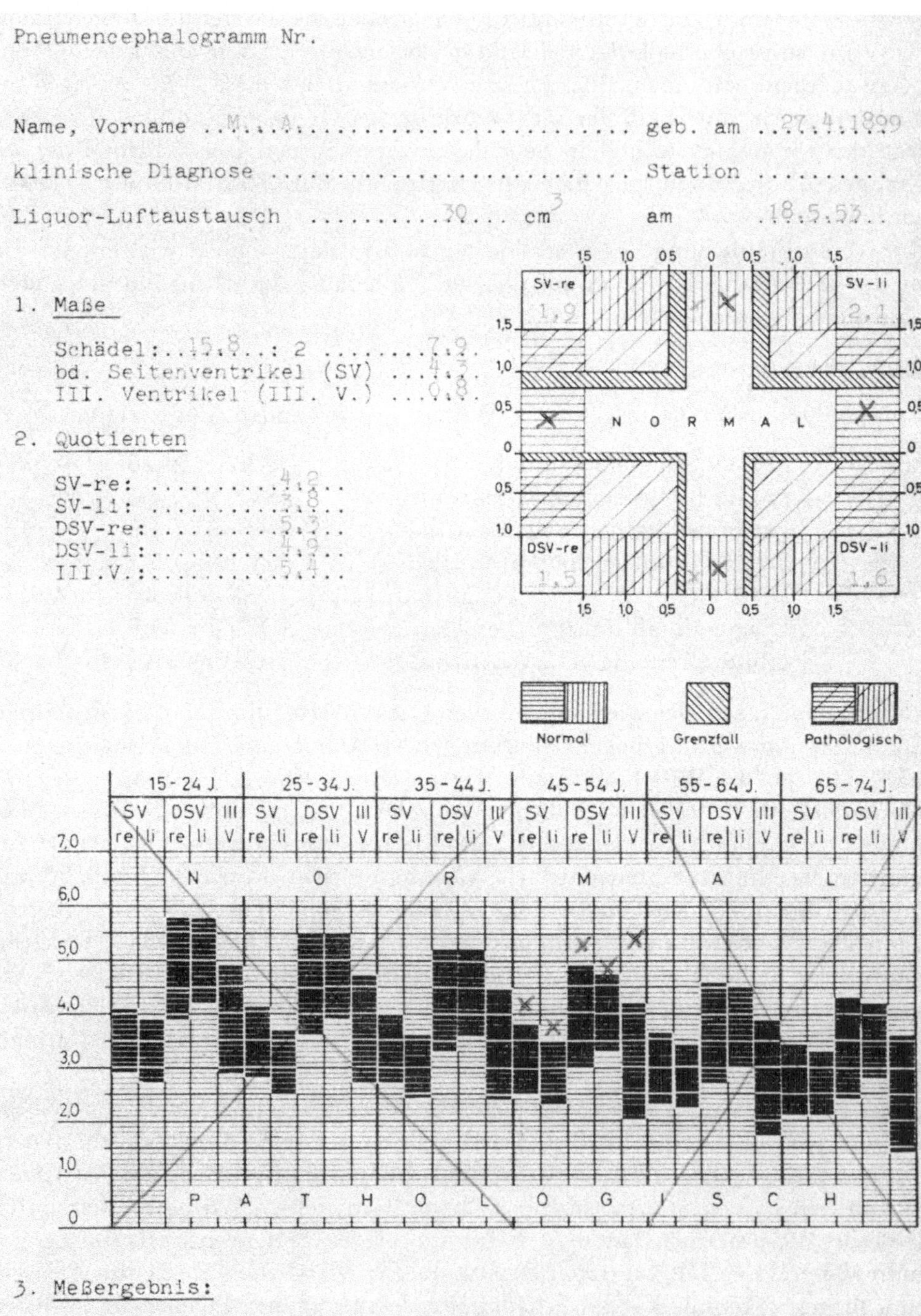

Abb. 25. Encephalogramm eines 54jährigen Mannes

Pneumencephalogramm Nr.

Name, Vorname .... geb. am ....

klinische Diagnose .... Station ....

Liquor-Luftaustausch .... cm   am ....

1. <u>Maße</u>

    Schädel:........: 2 ....
    bd. Seitenventrikel (SV) ....
    III. Ventrikel (III. V.) ....

2. <u>Quotienten</u>

    SV-re: ....
    SV-li: ....
    DSV-re:............
    DSV-li:............
    III.V.:............

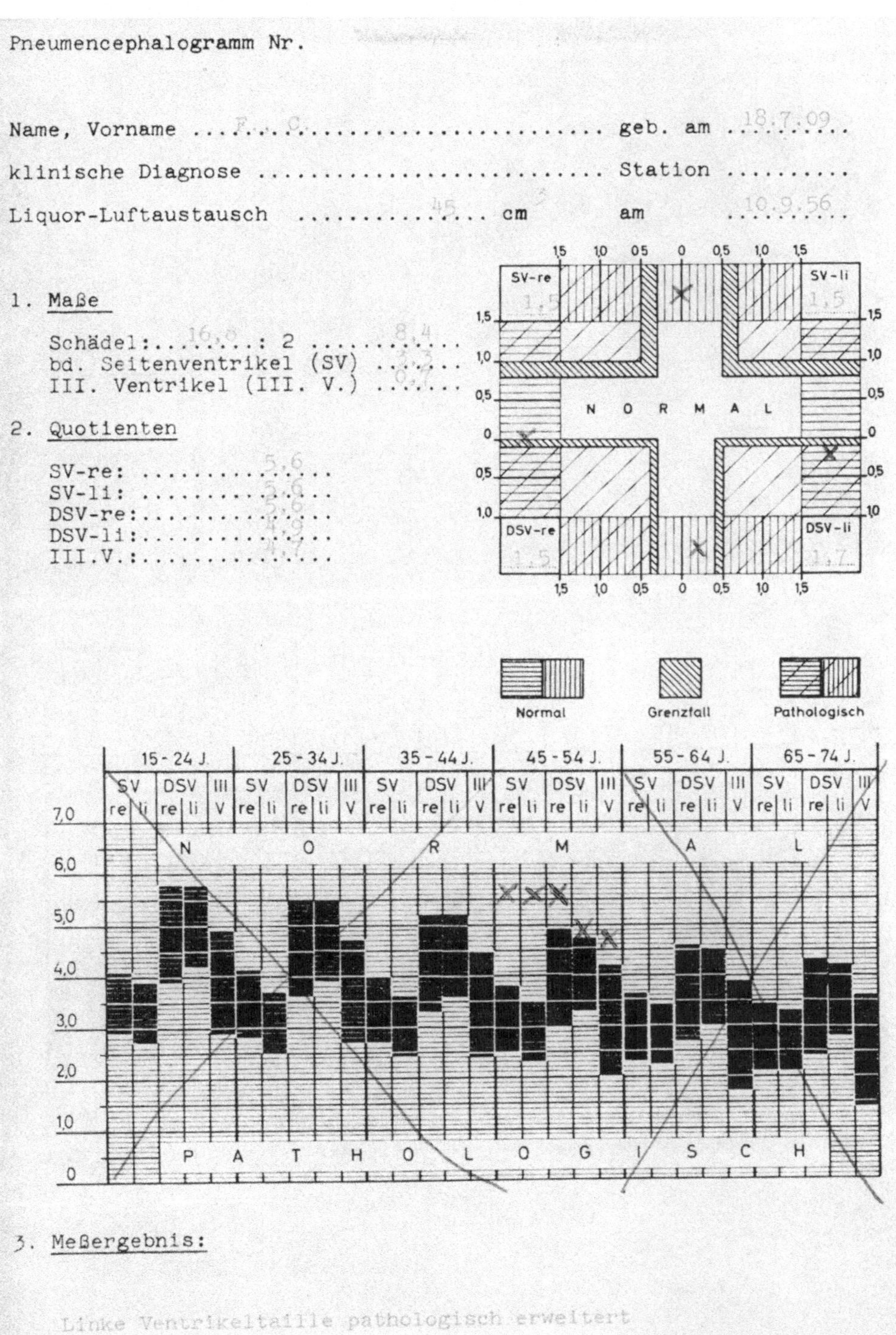

3. <u>Meßergebnis:</u>

Linke Ventrikeltaille pathologisch erweitert

Abb. 26. Encephalogramm einer 47jährigen Frau

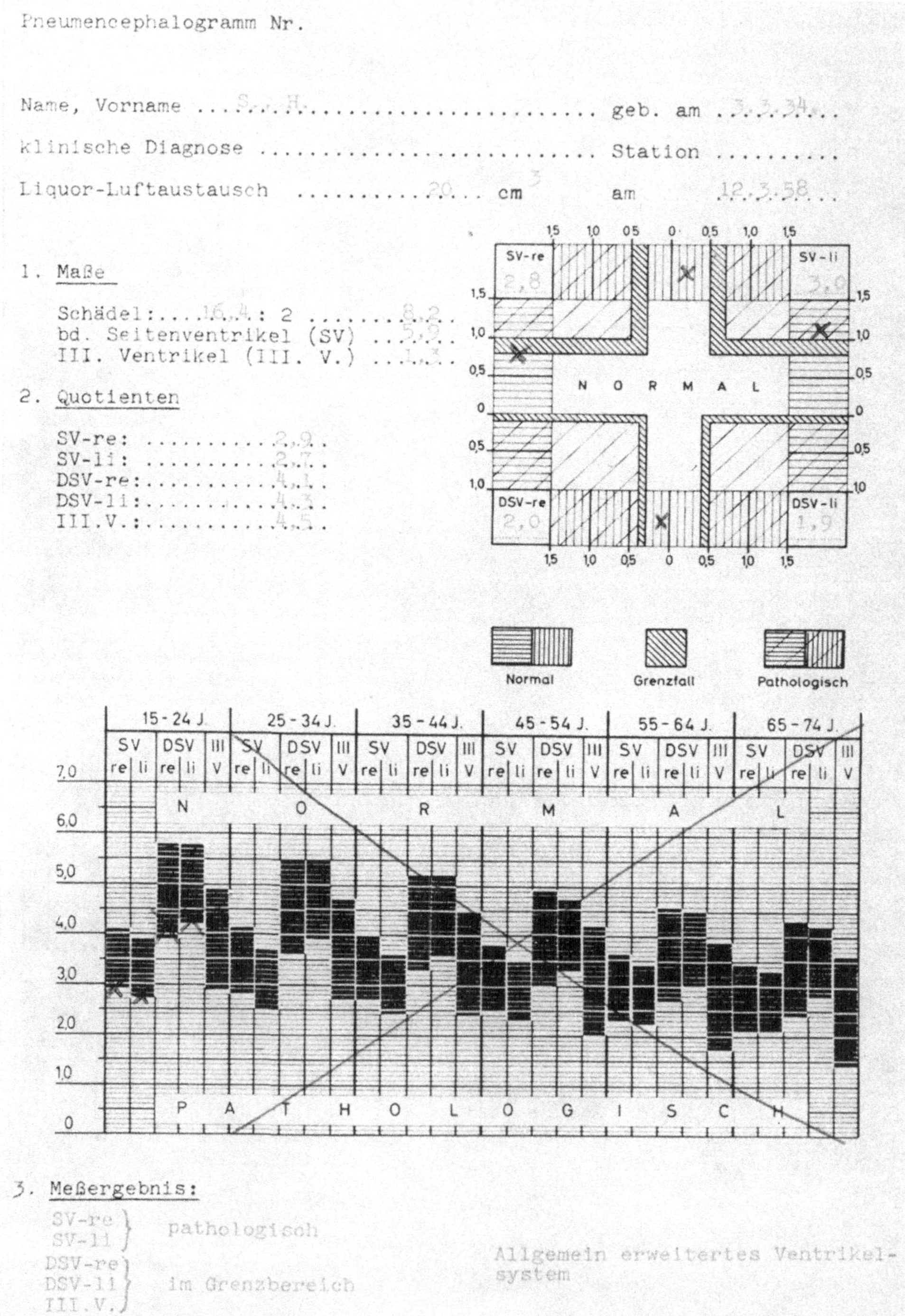
Pneumencephalogramm Nr.
Name, Vorname ....S., H.......... geb. am ..3.3.34..
klinische Diagnose .... Station ....
Liquor-Luftaustausch ....20... cm³ am ....12.3.58...
1. Maße
Schädel:....16,4.: 2 ....8,2..
bd. Seitenventrikel (SV) ....5,9..
III. Ventrikel (III. V.) ....1,3..
2. Quotienten
SV-re: ....2,9..
SV-li: ....2,7..
DSV-re:..........4,1..
DSV-li:..........4,3..
III.V.:..........4,5..
SV-re 2,8
SV-li 3,0
N O R M A L
DSV-re 2,0
DSV-li 1,9
Normal
Grenzfall
Pathologisch
15-24 J. 25-34 J. 35-44 J. 45-54 J. 55-64 J. 65-74 J.
SV DSV III V
re li re li
N O R M A L
P A T H O L O G I S C H
3. Meßergebnis:
SV-re, SV-li: pathologisch
DSV-re, DSV-li, III.V.: im Grenzbereich
Allgemein erweitertes Ventrikelsystem

Abb. 27. Encephalogramm eines 24jährigen Mannes

(hier also 4,3) und dem Maß des III. Ventrikels (0,8). Auf die Angabe des Quotienten für beide Seitenventrikel können wir aus Vereinfachungsgründen verzichten, weil ja die einzelnen Teilabschnitte (SV-re und SV-li) bereits berechnet sind.

Nun tragen wir in der entsprechenden Altersspalte (45–54 Jahre) die gefundenen Quotienten ein. Im vorliegenden Falle sehen wir, daß alle Quotienten im Normalbereich liegen. Es ist deshalb in Verbindung mit der Feststellung, daß auch die Differenzmaße im Normbereich liegen, die Feststellung erlaubt, daß das ap-Bild des 54jährigen Mannes metrisch in allen Abschnitten normale Ventrikelmaße aufzeigt.

Anders verhält es sich bei

Fall 2 (Abb. 26)

Encephalogramm einer 47 Jahre alten Frau. Die Eintragung der entsprechenden Werte erfolgt genauso, wie bei Fall 1 beschrieben worden ist. Der Vergleich der einzelnen Ventrikelabschnitte zeigt, daß das linke Diagonalmaß (DSV-li) um 0,2 cm größer ist als das entsprechende Maß des linken Seitenventrikels (SV-li). Da nun die Quotienten und anderen Maßvergleiche im Normalbereich liegen, kann die Aussage gemacht werden, daß die dem Diagonalmaß entsprechende linke Ventrikeltaille pathologisch erweitert ist, also ein schrumpfender Prozeß in tiefergelegenen Hirnabschnitten links mit hoher Wahrscheinlichkeit vorliegen wird.

Eine allgemeine Ventrikelerweiterung zeigt

Fall 3 (Abb. 27)

Encephalogramm eines 24 Jahre alten Mannes. Im Bereich des Pathologischen liegen die Quotienten beider Seitenventrikel. Außerdem ist der linke Seitenventrikel um 1,1 cm größer als das linke Diagonalmaß (DSV-li), also gegenüber dem Diagonalmaß ebenfalls pathologisch erweitert. Die Quotienten für beide Diagonalmaße (DSV-re bzw. li) und den III. Ventrikel (III. V) liegen im Grenzbereich. Im Zusammenhang mit den erwähnten pathologischen Werten der Seitenventrikelbreite ist hier der Wahrscheinlichkeitsschluß erlaubt, daß es sich um ein allgemein erweitertes Ventrikelsystem i. S. eines Hydrocephalus internus handelt.

So kann schließlich ausgesagt werden, mit welchem Grade der Wahrscheinlichkeit das jeweilige Encephalogramm noch im Bereich des Normalen liegt, oder ob und in welchen Abschnitten es als pathologisch oder im Grenzbereich liegend angesehen werden muß. Ausdrücklich darauf hingewiesen werden soll aber schließlich noch, daß bei unauffälligen Werten nicht mehr ausgesagt werden kann, als daß das jeweilige Encephalogramm nach Wahrscheinlichkeitsberechnungen gegebenenfalls nicht als pathologisch verändert *angesehen* werden kann.

Auch hier ist es wie bei der Elektrocardiographie oder Elektrencephalographie, bei denen ein sogenannter negativer Befund nicht zu der Aussage berechtigt, daß hier kein krankhafter Befund vorliegen *könne*, weil immer zu bedenken ist, daß es sich einmal nur um *eine* neurologische Untersuchungsmethode handelt, zum anderen vor allen Dingen aber berücksichtigt werden muß, daß ein im Bereich der normalen Größenstreuung liegendes Ventrikelsystem sich durch irgendwelche pathologischen Vorgänge u. U. nur soweit vergrößert haben kann, daß es den Bereich der normalen Streuung noch nicht verlassen hat, obwohl es sich in Wirklichkeit schon um einen für das Individuum pathologischen Vorgang gehandelt hat. Hier ist das Wort von DANDY berechtigt, daß ein großer normaler Ventrikel größer sein kann als ein kleiner hydrocephaler. Ein solcher Sachverhalt ist jedoch mit keiner Meßmethodik, aber auch nicht mit der Erfahrung des Diagnostikers faßbar, sofern nicht Vergleichsuntersuchungen früherer encephalographischer Röntgenaufnahmen vorliegen, die eine Größenzunahme des Encephalogrammes über den Bereich der normalen Altersveränderungen ganz einwandfrei aufzeigen. Solche Fälle werden jedoch in der klinischen Praxis verständlicherweise nur eine höchst untergeordnete Rolle spielen. Theoretisch sind sie jedoch hinsichtlich der Aussagemöglichkeit in Grenzfällen von Bedeutung.

9. Meßergebnisse bei verschiedenen Krankheiten

Wie aus dem 5. Kapitel hervorgeht, haben wir aus den klinischen Diagnosegruppen zwei große für unsere Untersuchungen wesentlich differierende Gruppen unterschieden. Wenn wir die einzelnen Krankheitsgruppen, die wir in die für diesen Zweck gebildete Normgruppe einbezogen haben, noch einmal betrachten, so scheint es durchaus möglich, daß einzelne dieser Gruppen zu der ursprünglich zugrunde gelegten Gruppe der Psychopathien und Neurosen keine signifikanten, doch immerhin geringgradige Unterschiede aufweisen, durch die möglicherweise der extreme Bereich der von uns gesuchten Werte nach außen hinausgeschoben würde. Für unseren Zweck ist diese Möglichkeit zwar weniger bedeutend, insbesondere, weil wir durch die 2 σ-Begrenzung in gewissem Maße Extremwerte ausschalten und es uns auch in erster Linie darauf ankommt, praktisch verwertbare Grenzwerte zu finden, jenseits derer eine Bezeichnung als noch normal nicht mehr statthaft sein soll. Hinsichtlich der wissenschaftlichen Erfassung bestimmter Krankheitsgruppen ist jedoch ein Vergleich der einzelnen Gruppe mit der großen Gruppengesamtheit von nicht unbeachtlichem Interesse, wie später gezeigt werden wird. Diese Untersuchung macht geringere Schwierigkeiten bei den Krankheitsgruppen, die ohnehin auf Grund ihrer encephalographischen Meßergebnisse in die pathologische Gruppe eingereiht worden sind, weil hier doch signifikant differierende Gesamtergebnisse vorliegen. Im Bereich von Krankheitsgruppen, die in die sogenannte Normalgruppe einbezogen worden sind, kann jedoch praktisch nur ein Rückschluß (und auch dann nur mit großer Vorsicht) erlaubt sein, wenn sich die bei ihr gefundenen Ergebnisse zumindest in der Nähe der hier aufgezeichneten Extremwerte vorfinden. So sehen wir beispielsweise aus der Gegenüberstellung der statistischen Daten bei der Epileptiker- und Normalgruppe, daß ein Teil der Mittelwerte bei der Epileptikergruppe (89 Fälle der Altersgruppe 15 bis 54 Jahre) höher und bei dem Quotientenvergleich niedriger liegt als bei der Vergleichsgruppe (siehe Tabelle 16, stärker umrandet), erkennen jedoch aus der Tabelle 17, die das Ergebnis der Signifikanzuntersuchung darstellt, daß bei keiner Altersklasse und bei keinem der verglichenen Maße ein signifikanter Unterschied feststellbar geworden wäre. Statistisch bedeutet das natürlich nicht, daß ein Unterschied zwischen den beiden verglichenen Gruppen nicht besteht, sondern nur, daß ein Unterschied nicht nachgewiesen werden kann. Der Mittelwertvergleich zeigt jedoch, daß bei den Epileptikern ein Teil der Vergleichsmaße, allerdings ohne Bevorzugung eines einzelnen, in ihrem Ergebnis etwas höher (bzw. bei den

		15—24		25—34		35—44		45—54	
		N	Epi	N	Epi	N	Epi	N	Epi
Sch	MW	16,41	16,4	16,65	16,52	16,71	16,37	16,81	17,0
	σ	0,73	0,52	0,75	0,56	0,66	0,46	0,59	0,52
SV	MW	3,46	3,54	3,65	3,66	3,51	3,82	3,78	3,91
	σ	0,47	0,41	0,54	0,55	0,62	0,52	0.71	0,88
SV-li	MW	1,68	1,67	1,78	1,8	1,69	1,75	1.89	1,92
	σ	0,3	0,19	0,31	0,37	0,34	0,24	0,45	0,51
SV-re	MW	1,65	1,59	1,69	1,63	1,65	1,9	1,76	1,71
	σ	0,29	0,28	0,34	0,24	0,33	0,39	0,39	0,41
DSV-li	MW	1,16	1,18	1,23	1,31	1,31	1,45	1,44	1,57
	σ	0,25	0,21	0,29	0,34	0,29	0,17	0.28	0,43
DSV-re	MW	1,11	1,18	1,18	1,17	1,26	1,37	1.36	1,71
	σ	0,24	0,22	0.27	0,25	0,28	0,33	0.39	0.65
III V	MW	0,56	0,54	0,6	0,55	0,66	0,70	0.66	0,71
	σ	0,19	0,28	0,2	0,12	0,2	0,2	0.19	0,32
SV-Qu.	MW	4,85	4,7	4,72	4.6	4,77	4,49	4,7	4,37
	σ	0,93	0,66	0.72	0,6	0,93	0,52	1,04	0,81
SV-Qu.li	MW	5,13	4,87	4,86	4,83	4,99	4,72	4,73	4,3
	σ	1,21	0,68	1,13	0,89	1,24	0,51	1,28	0,74
SV-Qu.re	MW	5,3	5,28	5,33	5,23	5,08	4,85	5,17	4,69
	σ	1,2	0,99	1,25	0,89	1,07	0,76	1,31	0,89
DSV-Qu.li	MW	7,33	7,3	6,99	6,86	6,59	6,28	6,22	6,03
	σ	1,45	1,35	1,47	1,77	1,5	0,67	1,55	1,51
DSV-Qu.re	MW	7,9	7,43	7,3	7,32	6,9	6,29	6,71	6,33
	σ	1,88	1,33	1,66	1,48	1,59	1,38	1,82	1,44
III V Qu.	MW	7,03	8,05	6,82	6,99	6,05	5,49	6,24	5,88
	σ	2,1	3,91	2,01	1,42	1,9	0,76	2.07	1,66

Tab. 16. Übersichtstabelle zum Vergleich der Mittelwerte (MW) und Standardabweichungen (σ) zwischen der Normalgruppe (N) und der Gruppe der Epilepsie ohne nachweisbare Ursache (Epi). Die auffälligen Werte der letzten Gruppe sind fett umrandet

Quotienten niedriger) liegt als das der Normalgruppe, und könnte dadurch die Ansicht mancher Kliniker (GROSS, LARSBY und LINDGREN, LAUBENTHAL, LEPPIEN, PEIREIRA DA SILVA) erklären, die das Encephalogramm des genuinen Epileptikers als normal bis plump beurteilten.

Entsprechend der Aufgabenstellung der vorgelegten Untersuchungen soll hier nicht eine erschöpfende Überprüfung aller zur Untersuchung herangezogenen Krankheitsfälle erfolgen, nicht zuletzt, weil einzelne Krankheitsgruppen dafür

	15—24	25—34	35—44	45—54
Sch	0,08	0,85	1,68	0,57
SV	0,77	0,08	1,4	0,45
SV-li	0,2	0,21	0,55	0,13
SV-re	0,79	0,83	1,52	0,38
DSV-li	0,34	0,94	1,84	0,93
DSV-re	1,2	0,15	0,77	1,61
III V	0,3	1,38	1,51	0,53
SV-Qu.	0,86	0,77	1,23	1,22
SV-Qu.li	1,4	0,13	1,13	1,78
SV-Qu.re	0,08	0,43	0,7	1,63
DSV-Qu.li	0,09	0,29	1,08	0,43
DSV-Qu.re	1,34	0,05	1,05	0,97
III V Qu.	1,11	0,46	1,54	0,7

Tab. 17. t-Tabelle zur Signifikanzuntersuchung der Normalgruppe und der Gruppe der Epilepsie ohne nachweisbare Ursache

zu schwach besetzt sind und mehr zur Anreicherung des Gesamtmaterials dienten, vielmehr soll sich die nachfolgende Betrachtung auf einen Vergleich einiger zahlenmäßig nicht zu kleiner Krankheitsgruppen beschränken, die encephalographische Befunde für die jetzige Untersuchung geliefert haben.

Zunächst wäre hier die Krankheitsgruppe der Patienten mit Hirndauerschäden (K II) zu untersuchen. Sie besteht aus Patienten mit folgenden Krankheiten:

Traumatische Hirnschädigung,
Progressive Paralyse,
Lues cerebri,
Multiple Sklerose.

Dem Vergleich haben dabei 138 Fälle der Altersgruppe 15–54 Jahre (114 Männer, 24 Frauen) zugrunde gelegen. Die Tabelle 18 zeigt eine Gegenüberstellung der Mittelwerte und Standardabweichungen der sogenannten Normalgruppe mit der Gruppe der organisch Gehirnkranken (in der Altersverteilung von 15–54 Jahre) hinsichtlich der üblichen statistischen Daten. Aus der Tabelle 19 gehen jeweils für die verglichenen Gruppen die Ergebnisse der Signifikanzberechnungen hervor, und aus den stärker umrandeten Feldern kann ersehen werden, hinsichtlich welcher Werte signifikante Unterschiede zwischen den verschiedenen Gruppen bestehen (t = größer als 1,96). Nicht signifikant vergrößert sind die Breitenmaße und Quotienten für den III. Ventrikel, und es kann daraus entnommen werden, daß dieser durch hirnorganische Veränderungen — zumindest meßbar — nicht so leicht atrophischen Vorgängen unterliegt, wie dieses

| | | 15—24 | | 25—34 | | 35—44 | | 45—54 | |
		N	o.G.	N	o.G.	N	o.G.	N	o.G.
Sch	MW	16,41	16,4	16,65	16,62	16,71	16,83	16,81	16,99
	σ	0,73	0,83	0,75	0,77	0,66	0,61	0,59	0,71
SV	MW	3,46	3,86	3,65	3,89	3,51	3,8	3,78	4,3
	σ	0,47	0,4	0,54	0,61	0,62	0,76	0,71	1,02
SV-li	MW	1,68	1,82	1,78	1,94	1,69	1,93	1,89	2,18
	σ	0,3	0,29	0,31	0,38	0,34	0,41	0,45	0,55
SV-re	MW	1,65	1,84	1,69	1,81	1,65	1,83	1,76	2,02
	σ	0,29	0,36	0,34	0,34	0,33	0,36	0,39	0,45
DSV-li	MW	1,16	1,36	1,23	1,39	1,31	1,46	1,44	1,68
	σ	0,25	0,31	0,29	0,28	0,29	0,37	0,28	0,58
DSV-re	MW	1,11	1,3	1,18	1,34	1,26	1,46	1,36	1,62
	σ	0,24	0,36	0,27	0,3	0,28	0,31	0,39	0,48
III. V	MW	0,56	0,61	0,6	0,64	0,6	0,6	0,66	0,73
	σ	0,19	0,16	0,2	0,19	0,2	0,17	0,19	0,26
SV-Qu.	MW	4,85	4,3	4,72	4,32	4,77	4,38	4,7	4,16
	σ	0,93	0,54	0,72	0,71	0,93	0,66	1,04	1,0
SV-Qu.li	MW	5,13	4,6	4,86	4,43	4,99	4,57	4,73	4,22
	σ	1,21	0,78	1,13	0,96	1,24	0,95	1,28	0,85
SV-Qu.re	MW	5,3	4,62	5,33	4,87	5,08	4,67	5,17	4,54
	σ	1,2	0,67	1,25	0,97	1,07	0,79	1,31	1,01
DSV-Qu.li	MW	7,33	6,53	6,99	6,23	6,59	5,98	6,22	5,57
	σ	1,45	1,52	1,47	1,38	1,5	1,35	1,55	1,13
DSV-Qu.re	MW	7,9	6,7	7,3	6,27	6,9	6,27	6,71	5,58
	σ	1,88	1,62	1,66	1,26	1,59	1,29	1,82	1,18
III. V Qu.	MW	7,03	6,6	6,82	6,48	6,05	6,41	6,24	6,37
	σ	2,1	1,99	2,01	2,08	1,9	2,24	2,07	2,35

Tab. 18. Übersichtstabelle zum Vergleich der Mittelwerte (MW) und Standardabweichungen (σ) zwischen der Normalgruppe (N) und der Gruppe der organisch Gehirnkranken (o.G.)

häufig angenommen worden ist. Bei einer Durchprüfung der 192 Einzelfälle aus allen Altersgruppen fanden sich 39 Fälle (= 20,31%), deren Encephalogramm nach den früher beschriebenen Kriterien mit an Sicherheit grenzender Wahrscheinlichkeit als pathologisch bezeichnet werden muß. Das entspricht einer Treffererwartung[*]) von 78% und belegt einen beachtlichen diagnostischen Wert der Stichprobeneinteilung. Fast immer waren bei den auffälligen Maßen Ver-

	15—24	25—34	35—44	45—54
Sch	0,06	0,22	0,99	1,15
SV	4,24	2,14	2,09	2,71
SV-li	2,09	2,38	3,46	2,82
SV-re	2,83	2,07	2,49	2,53
DSV-li	2,98	3,2	2,24	2,61
DSV-re	2,49	3,2	3,43	2,6
III. V	1,38	0,8	0,0	1,4
SV-Qu.	3,88	3,08	2,76	2,62
SV-Qu.li	2,73	2,31	2,19	2,66
SV-Qu.re	3,83	2,4	2,41	2,92
DSV-Qu.li	2,42	3,02	2,42	2,66
DSV-Qu.re	3,2	4,03	2,52	4,18
III. V Qu.	0,92	0,95	0,93	0,26

Tab. 19. t-Tabelle zur Signifikanzuntersuchung zwischen der Normalgruppe und der Gruppe der organisch Gehirnkranken

kleinerungen mehrerer Quotienten, am häufigsten (9,38 bzw. 7,9%) der Diagonalquotienten feststellbar, insgesamt jedoch nur zweimal (= 1,4%) in der Breite des 3. Ventrikels, und davon in einem Fall, bei dem auch alle anderen Quotienten erheblich verkleinert waren. Demgegenüber lieferte die Epileptikergruppe nur 6 von 89 Fällen (= 6,74%), die pathologische Befunde aufzeigten. Bei einem davon waren lediglich der Gesamtbreitenquotient der Ventrikel (SV-Qu.) verkleinert, nicht jedoch die Einzelquotienten, so daß hierbei an ein Auseinandergedrängtsein der Seitenventrikel infolge geschlossener Septumcyste, eventuell sogar eines Neoplasmas gedacht werden muß. Die übrigen 5 Verkleinerungen fanden sich isoliert bei den Diagonalquotienten (DSV-Qu.li, DSV-Qu.re), dem Maß der klinisch sogenannten Ventrikeltaille.

Im Rahmen der diagnostischen Fehlerschwankung muß natürlich sehr daran gedacht werden, daß auch diese Fälle u. U. durch eine nicht ermittelte Hirn-

---

[*]) Sie ergibt sich aus dem Verhältnis der Zahl der Fälle der Hirnorganikergruppe zu den »normalen« Fällen oberhalb des diagnostischen Kriteriums der 2 σ-Grenze.

		15—24		25—34		35—44		45—54	
		N	Sch	N	Sch	N	Sch	N	Sch
Sch	MW	16,41	16,61	16,65	16,58	16,71	16,8	16,81	16,92
	σ	0,73	0,5	0,75	0,6	0,66	0,54	0,59	0,6
SV	MW	3,46	3,39	3,65	3,55	3,51	3,53	3,78	3,64
	σ	0,47	0,52	0,54	0,47	0,62	0,6	0,71	0,82
SV-li	MW	1,68	1,6	1,78	1,73	1,69	1,55	1,89	1,76
	σ	0,3	0,31	0,31	0,23	0,34	0,46	0,45	0,3
SV-re	MW	1,65	1,53	1,69	1,67	1,65	1,63	1,76	1,73
	σ	0,29	0,21	0,34	0,31	0,33	0,51	0,39	0,4
DSV-li	MW	1,16	1,24	1,23	1,15	1,31	1,53	1,44	1,43
	σ	0,25	0,26	0,29	0,16	0,29	0,59	0,28	0,17
DSV-re	MW	1,11	1,0	1,18	1,13	1,26	1,38	1,36	1,24
	σ	0,24	0,20	0,27	0,18	0,28	0,37	0,39	0,29
III. V	MW	0,56	0,62	0,6	0,58	0,6	0,54	0,66	0,77
	σ	0,19	0,2	0,2	0,18	0,2	0,16	0,19	0,19
SV-Qu.	MW	4,85	5,36	4,72	4,66	4,77	5,28	4,7	4,45
	σ	0,93	1,16	0,72	0,52	0,93	1,19	1,04	0,64
SV-Qu.li	MW	5,13	5,76	4,86	4,6	4,99	5,08	4,73	4,84
	σ	1,21	1,76	1,13	0,43	1,24	2,1	1,28	0,76
SV-Qu.re	MW	5,3	6,04	5,33	5,05	5,08	5,71	5,17	4,77
	σ	1,2	1,07	1,25	0,89	1,07	1,29	1,31	0,73
DSV-Qu.li	MW	7,33	7,44	6,99	6,94	6,59	6,89	6,22	6,24
	σ	1,45	1,63	1,47	1,25	1,5	2,14	1,55	0,77
DSV-Qu.re	MW	7,9	8,72	7,3	7,83	6,9	7,05	6,71	7,02
	σ	1,88	1,21	1,66	1,86	1,59	2,2	1,82	1,6
III V Qu.	MW	7,03	5,82	6,82	6,62	6,05	6,09	6,24	5,66
	σ	2,1	2,06	2,01	2,25	1,9	1,55	2,07	0,89

Tab. 20. Übersichtstabelle zum Vergleich der Mittelwerte (MW) und Standardabweichungen (σ) zwischen der Normalgruppe (N) und der Gruppe der Schizophreniekranken. Die auffälligen Werte der letzten Gruppe sind fett umrandet

erkrankung falsch einkategorisiert worden sind, besonders auch deshalb, weil der Versuch einer katamnestischen Nachprüfung der 6 schon vor Jahren entlassenen Patienten nicht erfolgen konnte und die anamnestische Entstehung des Anfallsleidens entweder so unbestimmt war (2 Fälle), daß an einen beginnenden Hirntumor gedacht werden mußte, und in 3 weiteren Fällen eine frühkindliche Encephalitis, wenn auch nicht wahrscheinlich war, so doch nicht ohne weiteres ausgeschlossen werden konnte.

Jedenfalls wird, insgesamt gesehen, recht deutlich, daß die Anzahl der als pathologisch zu wertenden Encephalogramme bei den Hirnorganikern mit 20,31% pathologischer Encephalogramme doch nicht unerheblich ist, besonders auch, wenn daran gedacht wird, daß bei Hirndauerschäden gar kein pathologisches Encephalogramm vorzuliegen braucht, ja daß es unzweifelhaft Patienten mit schweren Hirnsubstanzschädigungen, die etwa durch cerebrale Lähmungserscheinungen usw. manifestiert sind, gibt, dabei aber auch nach klinischem Urteil keine grob faßbaren, abnormen, encephalographischen Befunde liefern.

Weiterhin ist auch die Gruppe der sogenannten endogenen Psychosen aus dem schizophrenen Formenkreis*) encephalographisch von Interesse. Die 67 zur Verfügung stehenden Fälle der Altersgruppe 15—54 Jahre (36 Männer, 31 Frauen) wurden deshalb zu Vergleichszwecken nach den vorher beschriebenen Methoden ausgewertet. Die Tabellen 20 und 21 lassen die entsprechenden Vergleiche zu. Insbesondere die letzte Krankheitsgruppe ist mit Rücksicht auf die neuerlichen Untersuchungen von HUBER über pneumencephalographische und psychopathologische Bilder bei endogenen Psychosen von besonderem Interesse, und wenn auch wegen der verschiedenartigen Meß- und Auswertungsmethodik ein direkter Vergleich nicht möglich ist, so fanden sich doch bei unseren Untersuchungen Ergebnisse, die den HUBERschen Feststellungen nicht entsprechen. Dies liegt vielleicht daran, daß HUBER wie wohl auch die meisten anderen Untersucher pneumencephalographischer Befunde bei irgendwelchen Krankheitszuständen die Voraussetzungen der biologischen Streuung nicht genügend berücksichtigen konnten, weil derartige Untersuchungsergebnisse nicht vorlagen und deshalb auch keine Signifikanzprüfungen vorgenommen werden konnten. Eine gesonderte Stellungnahme zu dieser jetzt wieder außerordentlich wichtig gewordenen Frage ist zweifellos erforderlich, sprengt jedoch den hier mit der Aufgabenstellung gebotenen Rahmen. Aus einem Vergleich der Mittelwerte unserer Fälle aus der untersuchten Krankheitsgruppe mit den Mittelwerten der Normalgruppe (Tab. 20) ist jedenfalls ersichtlich, daß in unserem Material die meisten Mittelwerte der Schizophrenie kaum niedriger liegen als die der Vergleichsgruppe. Ein signifikanter Unterschied ergibt sich jedenfalls nirgendwo, so daß nach unseren Ergebnissen das Encephalogramm des Schizophrenen von dem des Hirngesunden — wenigstens metrisch — nicht unterscheidbar ist. Insbesondere fand sich auch beim Vergleich der Diagonalmaße und des III. Ventrikels keine signifikante oder an der Grenze des Normalen liegende Normabweichung, so daß uns

---

*) die allerdings für die Normerstellung mit verwandt worden ist, s. Kap. 5, S. 40.

bei schizophrenen Patienten auch in der Gegend des Hirnstammes encephalographisch keine regelhaften Atrophien feststellbar geworden sind.

In der ganzen Gruppe fanden sich von 67 Fällen der Altersgruppe 15—54 Jahre nur 3 (= 4,48%), bei denen pathologische Befunde festgestellt wurden. Wie die in den Tab. 4, 5, 20 und 21 berichtete Signifikanzuntersuchung ergibt, zeigt die Gruppe als Ganzes — wie die Epileptikergruppe — keine nachweisbaren Unter-

	15—24	25—34	35—44	45—54
Sch	1,01	0,27	0,36	0,45
SV	0,41	0,52	0,06	0,42
SV-li	0,7	0,51	0,72	0,62
SV-re	1,58	0,15	0,08	0,19
DSV-li	0,77	1,05	1,0	0,11
DSV-re	1,45	0,66	0,13	0,97
III. V	0,82	0,27	0,82	1,29
SV-Qu.	1,07	0,3	0,73	0,9
SV-Qu.li	0,87	1,34	0,09	0,33
SV-Qu.re	1,56	0,78	0,83	1,25
DSV-Qu.li	0,16	0,11	0,31	0,06
DSV-Qu.re	1,6	0,78	0,14	0,12
III. V Qu.	1,4	1,25	0,05	1,41

Tab. 21. t-Tabelle zur Signifikanzuntersuchung zwischen der Normalgruppe und der Gruppe der Schizophreniekranken

schiede zur Psychopathie- oder Normalgruppe, und es muß deshalb im Rahmen der diagnostischen Fehlerschwankung sehr daran gedacht werden, daß die drei beobachteten Fälle u. U. gar keine echten Schizophrenien ohne nachweisbare körperliche Grundkrankheit (i. S. Kurt Schneiders) darstellen, sondern lediglich als Schizophrenie diagnostizierte Fälle, die aber durch irgendeine (nicht ermittelte) cerebrale Alteration eigentlich falsch einkategorisiert sein könnten.

Die Untersuchung der oben erwähnten Krankheitsgruppen hinsichtlich encephalographisch faßbarer Veränderungen ist damit abgeschlossen. Sie wurde bei den drei großen Gruppen der Epilepsie ohne nachweisbare Ursache, der hirnorganischen Erkrankungen und der Schizophrenie durchgeführt, obwohl sie nicht direkt zur Aufgabenstellung dieser Arbeit gehörte, weil an ihnen gewissermaßen zurückblickend überprüft werden sollte, inwieweit die inaugurierten Normalwerte in der klinischen Praxis Vertrauen genießen können. Das erzielte Ergebnis, insbesondere mit der hohen Treffererwartung von 78% jenseits der 2 σ-Grenze im Vergleich zwischen den »Normalfällen« und der Gruppe der hirnorganisch Kranken, scheint diese Erwartung zu bestätigen.

Literatur

Abeles, M. M. u. *Schneider*, D. E.: Amer. J. Med. Sc. *190*, 673 (1935).
Abramowitsch, D. u. *Winkler*, H.: Zschr. Neur. *127*, 454 (1930).
Aguiar Whitaker, E.: Arqu. Assist. gr. Psicopat. Estado S. Paulo I, 179 (1936).
Aird, R. B.: 1) Proc. Soc. Exper. Biol. Med., N. Y. *31*, 715 (1934); 2) Arch. Surg., Chicago *32*, 193 (1936); 3) J. Nerv. Ment. Dis. *116*, 298 (1952).
Alpers, B. J.: Arch. Neur. Psychiatry, Chicago *36*, 431 (1936).
Alwens, W. u. *Hirsch*, S.: Münch. Med. Wschr. 1923 I, 41.
Amatiuda, C. S.: J. Pediatr. 21, 147 (1942).
Arana, R. u. *Asenjo*, A.: J. Neurosurg. 2, 181 (1945).
Aschenbrenner, A.: Psychiatr.-Neur. Wschr. *42*, 81 (1940).
Assmann, H.: Die klinische Röntgendiagnostik der internen Krankheiten. Leipzig: Vogel, 1928.

Babbini, R. J.: Rev. argent. neur. *5*, 183 (1940).
Bach, W.: 1) Nervenarzt *21*, 16 (1950); 2) Nervenarzt *23*, 143 (1952).
Bailey, P.: Die Hirngeschwülste. Stuttgart: F. Enke, 1936.
Balaban: Arch. internat. Neur. *56*, 387 (1937).
Balado, M. u. *Carrillo*, R.: Sem. méd., B. Aires 1935 I, 717.
Balado, M. u. *Oribe*, M. F.: 1) Sem. méd. 1940 I, 1173; 2) Arch. Oftalm., B. Aires *15*, 377 (1940); 3) Arch. argent. Neur. 22, 65 (1940).
Bannwarth, A.: 1) Arch. Psychiatr. *109*, 805 u. *110*, 314 (1939); 2) Verh. 3. Intern. Neur.-Kongr. 1939, 549; 3) Nervenarzt *13*, 97 (1940).
Baumer, L.: Münch. Med. Wschr. 1956 I, 29.
Bay, E.: Die traumatischen Hirnschädigungen. Hdb. Inn. Med. 4. A. V, 3, 373, Berlin-Göttingen—Heidelberg: Springer, 1953.
Bayer, W.: Klin. Wschr. 1935 II, 1032.
Becht, F. C. u. *Gunnar*, H.: Amer. J. Physiol. *56*, 231 (1921).
Becker, H. u. *Radtke*, F.: 1) Nervenarzt *20*, 442 (1949); 2) Fortschr. Röntgenstr. 72, 160 (1949).
Bendick, A. J. u. *Balser*, Ben H.: Amer. J. Roentgenol. *35*, 790 (1936).
Benedek, L.: Münch. Med. Wschr. 1923 I, 19.
Benedek, L. u. *Horányi-Hechst*, B.: Arch. Psychiatr. 106, 563 (1937).
Benkovich, I. L.: Ref. Zbl. Neur. *97*, 360 (1940).
Bennett, A. E. u. *Hunt*, H. B.: Arch. Surg., Chicago 26, 397 (1933).
Berckwitz u. *Rigler:* Arch. Neur., Chicago *34*, 833 (1935).
Bergerhoff, W.: 1) Fortschr. Röntgenstr. 77, 62 (1952); 2) Fortschr. Röntgenstr. *78*, 190 (1953); 3) Fortschr. Röntgenstr. *79*, 745 (1953).
Beringer, K. u. *Mallison*, R.: Allg. Zschr. Psychiatr. *124*, 100 (1949).
Bertolotti, M.: Riv. otol. ecc. *11*, 349 (1934).
Bétoulières, P., *Paleirac*, R., *Labauge*, R. u. *Bassède*, J.: J. de Radiol. *35*, 27 (1954).
Bick, M. W. u. *Epstein*, B. S.: Amer. Heart J. *26*, 200 (1943).
Bielschowsky, P.: Zschr. Neur. *117*, 55 (1928).
Bingel, A.: 1) Fortschr. Röntgenstr. *28*, 205 (1921); 2) Dtsch. Zschr. Nervenhk. *74*, 121 (1922); 3) Med. Klin. 1923 I, 637; 4) Fortschr. Röntgenstr. *38*, 67 (1924); 5) Zschr. Neur. *114*, 323 (1928); 6) Klin. Wschr. 1928, 2393.
Bize, P.-R.: Arch. méd. enf. *37*, 389 (1928).
Boening, H.: 1) Arch. Psychiatr. *79*, 626 (1926); 2) Münch. Med. Wschr. 1926 II, 1340; 3) Klin. Wschr. 1927 II, 1540; 4) Zschr. Neur. *94*, 72 (1925).

Boening, H. u. *Konstantinu*, Th.: Arch. Psychiatr. *100*, 171 (1931).

Boeters, H.: Klin. Wschr. 1935 II, 1829.

Bohn, S. St.: Bull. Neur. Inst. N. Y. *6*, 540 (1937).

Bonhoeffer, K.: 1) Arch. Psychiatr. *58*, 58 (1917); 2) Dtsch. med. Wschr. 1926 I, 179.

Borges-Fortes, A.: Arch. Pediatr., Río *10*, 491 (1938).

Bredmose, G. V. u. *Munch-Petersen*, C. J.: Nord. med. Stockh. *13*, 67 (1941).

Brehme, Th.: 1) Münch. Med. Wschr. 1926 I, 549; 2) Abh. Kinderhk. H. 11, 1 (1926).

Brenner, W.: 1) Zschr. Kinderhk. 60, 595 (1939); 2) *61*, 265 (1939); 3) *62*, 607 (1941); 4) *66*, 283 (1949).

Brobeil, A.: Nervenarzt *18*, 180 (1947).

Bronisch, F. W.: 1) Klin. Wschr. *26*, 500 (1948); 2) Nervenarzt *22*, 55 (1951); 3) Hirnatrophische Prozesse im mittleren Lebensalter und ihre psychischen Erscheinungsbilder. Stuttgart: G. Thieme, 1951; 4) Nervenarzt *23*, 188 (1952).

Bruskin, J. u. *Frenkel*, S.: Vestnik, rentgenol. radiol. Bd. 3, 259 (1925). Ref. Zbl. Neur. *43*, 282.

Büchner, H.: Fortschr. Röntgenstr. 77, 483 (1952).

Bull, J. W. D.: Proc. Roy. Soc. Med. *33*, 203 (1940).

Bumke, O.: Genuine Epilepsie und symptomatische epileptische Zustände. In: Hdb. Inn. Med. V, 2, 1678. Berlin: Springer, 1939.

Bumke, O. u. *Foerster*, O.: Handbuch der Neurologie. 7. Bd., 2. T. Berlin: Springer, 1936.

Burkert, K.: Asymmetrien des Ventrikelsystems bei Epileptikern. Diss. Greifswald 1936.

Bustamante Zuleta, E.: Bol. Clin. Univ. Antioquia *9*, 67 (1946).

Carrillo, R.. *Williams*, H. u. *Oribe*, M.: Bol. Inst. Clin. quir. Univ. B. Aires *12*, 267 (1936).

Castex, M. R. u. *Ontaneda*, L. E.: 1) Rev. Asoc. méd. argent. *45*, 342 (1932); 2) Radiology *23*, 551 (1934).

Catalanov, L. u. *Sassaroli*, F.: Rass. neuropsichiatr. *9*, 99 (1955).

Childe, A. E. u. *Young*, A. W.: Radiology *48*, 56 (1947).

Chor, H. u. *Barth*, E. E.: Amer. J. Roentgenol. *39*, 534 (1938).

Christiani, E.: Dtsch. Zschr. Nervenkh. *143*, 306 (1937).

Clara, M.: Das Nervensystem des Menschen. Leipzig: J. A. Barth. 1951.

Cleveland, D. u. *End*, E.: Surg. Gyn. Obstetr. *74*, 760 (1942).

Coleman, F. C., *Schenken*, J. R. u. *Abbott*, W. D.: Amer. J. Path. *25*, 787 (1949).

Conrad, K.: 1) Zschr. Neur. *153*, 271 (1935); *155*, 254 u. 509 (1936); *159*, 521 (1937); *162*, 505 (1938); 2) Arch. Rassenbiol. 31, 316 (1937); 3) Zschr. psych. Hyg. *10*, 167 (1938).

Corning, H. K.: Lehrbuch der topographischen Anatomie. Berlin: Springer, 1946.

Cossa, G. u. *Leichenhaus*: Revue neur. *69*, 711 (1938).

Cramer, F.: Bull. neur. Inst. N. Y. *3*, 506 (1934).

Cregg, H.: Radiology *55*, 274 (1950).

Crothers, B. u. *Wyatt*, G. M.: Arch. Neur. *45*, 246 (1941).

Dandy, W. E.: 1) Ann. Surg. *68*, 5 (1918); 2) Hirnchirurgie. J. A. Barth, 1938.

Davidoff, L. M.: Amer. J. Roentgenol. *54*, 640 (1945).

Davidoff, L. M. u. *Dyke*, C. G.: 1) Bull. neur. Inst. N. Y. *2*, 75 (1933); *3*, 138 (1933); *3*, 418; *4*, 91 (1935); 2) Amer. J. Roentgenol. *32*, 1 (1934); 3) Amer. J. Roentgenol. *44*, 1 (1940); 4) The normal encephalogramm. Philadelphia: Lea & Febiger, 1943.

Delay, J. u. *Desclaux*, P.: Revue neur. 77, 214 (1945).

Delay, J., *Neveu*, P. u. *Desclaux*, P.: Revue neur. 77, 179 (1945).

Delay, J. u. *Soulairac*, A.: C. r. Soc. Biol., Paris *138*, 951, (1944).

Deppe, B. u. *Roeder*, F.: Nervenarzt *10*, 286 (1937).

Desclaux, P.: C. r. Soc. Biol., Paris *139*, 296 (1945).

Dickerson, W. W.: Amer. J. Psychiatr. *98*, 102 (1941).

Dogliotti, A. M.: 1) Atti Soc. Lomb. Chir. I, 473 (1933); 2) Bull. Soc. nat. Chir. Paris *60*, 1017 (1934).

Dowling, E.: Congr. sudamer. neurocir. 1945 I, 59.

Dyes, O.: 1) Dtsch. Zschr. Nervenhk. *134*, 251 (1934); 2) Die Hirnkammerformen bei Hirntumoren. (Fortschr. Röntgenstr. Erg.-Bd. 52.) Leipzig: G. Thieme, 1937.

Dyke, C. G.: Radiology *39*, 167 (1942).

Dyke, C. G. u. *Davidoff*, L. M.: Radiology 22, 461 (1934).

Ebbenhorst-Tengbergen, Van: Acta radiol. (Stockh.) *5*, 380 (1926).

Eberhard, W.: Encephalographische Untersuchungen bei chronisch Geisteskranken. Diss. Münster 1930.

Echternacht, A. P. u. *Campbell*, J. A.: Radiology *47*, 1 (1946).

Eckstein, A.: Kinderärztl. Prax. 2, 104 (1931).

Ectors, L.: Revue neur. 64, 149 (1935).

Eichhorn, O. u. *Moschik de Reya*, N.: Münch. Med. Wschr. 1950, 1231.

Eickhoff, H.: Die Röntgendiagnose raumbeengender Vorgänge im Schädelinneren. Diss. Münster 1936.

Elze, C. in H. Braus: Anatomie des Menschen. Bd. III. Berlin 1932.

Emerson, Noll, Cotton u. *Cresance:* Amer. J. Roentgenol. *55*, 779 (1946).

Enderle, C.: Psychiatr.-Neur. Wschr. *35*, 343 (1933).

Enge: Der Öff. Gesundheitsd. A, 2, 917 (1936/7).

Engelhardt, H.: Nervenarzt *13*, 490 (1940).

Epstein, B. S. u. *Davidoff*, L. M.: Amer. J. Roentgenol. *55*, 675 (1946).

Eskuchen, K.: Liquoruntersuchung — Lumbalpunktion — Zisternenpunktion — Ventrikelpunktion — Encephalographie — Ventrikulographie — Myelographie. In: Neue dtsch. Klin. 6, 213. Berlin—Wien: Urban & Schwarzenberg, 1930.

Evans, W. A.: Arch. of. Neur. *47*, 931 (1942).

Faust, C.: Nervenarzt *23*, 406 (1952).

Faust, F.: Allg. Zschr. Psychiatr. *108*, 72 (1938).

Fay, T. u. *Grant*, C.: J. Am. Med. Assoc. *80*, 461 (1923).

Feinberg, P.: Epilepsie und Trauma, bearbeitet nach dem Material der Suval der Jahre 1919 bis 1933. Diss. Zürich 1934.

Feld, M.: Presse méd. *53*, 32 (1945).

Fischer, E.: Zschr. Morph. Anthrop. 44/112 (1952).

Fischer, M.: 1) Arch. Psychiatr. *77*, 445 (1926); 2) *79*, 96 (1927); 3) *82*, 403 (1928).

Flaskämper, P.: Allgemeine Statistik. Hamburg 1953.

Flügel, F. E.: 1) Zschr. Neur. *115*, 551 (1928); 2) Zbl. Neurochir. *15*, 133 (1955); 3) Erg. inn. Med. *44*, 327 (1932); 4) Fortschr. Röntgenstr. *52*, 549 (1935).

Foerster, O.: 1) Zschr. Neur. *94*, 512 (1924); 2) Arch. Psychiatr. *88*, 462 (1929).

Foerster, O. u. *Guttmann*, L.: Arch. Psychiatr. *100*, 506 (1933).

Foerster, O. u. *Penfield*, W.: Zschr. Neur. *125*, 475 (1930).

Forster: Zbl. Neur. *68*, 285 (1933).

Fottovich, G. u. *Lenti*, P.: Rass. stud. psichiatr. 27, 13 (1938). Ref. Zbl. Neur. *90*, 464.

Fraenkel, S.: Brit. J. Radiol. 31, 264 (1926), zit. nach Guttmann.

Franke, E. A.: Fortschr. Neur. *19*, 276 (1951).

Freemann, W.: Arch. of Neur. *50*, 373 (1943).

Friedemann, A.: Dtsch. Zschr. Nervenhk. *106*, 82 (1928).

Friedmann, E. D.: Arch. Neur. Psychiatr., Chicago 27, 791 (1932), zit. nach Guttmann.

Friedmann, L. J. u. *Gamsu*, G.: Amer. J. Roentgenol. *36*, 648 (1936). Ref. Zbl. Neur. *85*, 56 (1937).

Friedmann, R. u. *Scheinker*, J.: Dtsch. Zschr. Nervenhk. *133*, 35 (1933).

Froriep, A.: Bruns' Beitr. klin. Chir. 1898.

Frowein u. *Harrer:* Zit. im Bericht ü. d. Neurochir. Tagg. Freiburg 1948. Dtsch. med. Wschr. *73*, 614 (1948).

Fünfgeldt, E.: Mschr. Psychiatr. *99*, 1 (1938).

Garcia, R. u. *Guillaume*, J.: 1) Revue neur. 72, 746 (1939/40); 2) Mém. Acad. Chir. *66*, 537 (1940).

Gardner, W. J. u. *Nosik*, W. A.: Amer. J. Roentgenol. *47*, 691 (1942).

Geile, G. u. *Udvarhelyi*, G.: Zbl. Neurochir. *14*, 142 (1954).

Ghersi, J. A.: Prensa méd. argent. *33*, 528 (1946).

Ghersi, J. A. u. *Lucius*, E.: Congr. Sudamer. de Neurocir. 1945 I, 628.

Ghersi, J. A., *Nunziata* u. *Pedreira*, E. A.: Bol. y trab. Soc. Argent. Cir. 7, 1913 (1946).

Ginzburg, R. u. *Simon*, J. L.: J. Nerv. Ment. Dis. *102*, 412 (1945).

Göllnitz, G.: Nervenarzt 22, 101 (1951).

Goette, K.: 1) Dtsch. Zschr. Nervenhk. *110*, 9 (1929); 2) Fortschr. Röntgenstr. *40*, 85 (1929) u. *41*, 1 (1930).

Goldensohn, L. N., *Clardy*, E. R. u. *Levine*, K.: J. Nerv. Ment. Dis. *93*, 567 (1941).

Goldensohn, L. N., *Marmor*, J. u. *Mayer*, B. C.: J. Amer. med. Assoc. *114*, 1345 (1940).

Goodhart, S. Ph., *Nalser*, Ben H. u. *Bieber*, I.: Arch. Neur. Psychiatr., Chicago *35*, 240 (1936).

Gowan, L. R. u. *Masten*, M. G.: Amer. J. Dis. Child. *60*, 1381 (1940).

Grant, F. R. C.: 1) Radiology *9*, 388 (1927); 2) Zbl. Neur. *61*, 445 (1932).

Groß, W.: Arch. Psychiatr. *94*, 366 (1931).

Grünthal, E.: Die traumatischen seelischen Störungen und Defektzustände. In: M. Reichardt: Allg. und spez. Psychiatrie. 4. Aufl. 567 ff. Basel: S. Karger, 1955.

Guerner, F., *Fajardo*, J., *Yahn*, M. u. *Silva*, C. P. da: Mem. Hosp. Juquery 11/12, 195 (1935). Ref. Zbl. Neur. *80*, 502 (1936).

Guillain, G. u. *Mollaret*, P.: Bull. Soc. méd. Hôp. Paris III. *51*, 936 (1935).

Gurdjian, E. S. u. *Jarre*, H. A.: Radiology *24*, 85 (1935).

Guttmann, L.: 1) Psych.-Neur. Wschr. *30*, 432 (1928); 2) Physiologie und Pathologie der Liquormechanik und Liquordynamik. In: Bumke-Foerster, Hdb. Neur. 7, 2, 1—114. Berlin: Springer, 1936; 3) Röntgendiagnostik des Gehirns und Rückenmarks durch Kontrastverfahren. Ibid. S. 185—522.

Guttmann, L. u. *Kirschbaum*, W.: Zschr. Neur. *121*, 590 (1929).

Haas, L.: 1) Fortschr. Röntgenstr. *33*, 4 (1926); 2) Zschr. Neur. *122*, 705 (1929).

Hänsel, G.: Zschr. ärztl. Fortbild. *34*, 591 (1937).

Hallervorden, J.: Zbl. Neur. *80*, 239 (1936).

Haug, K.: Mschr. Psychiatr. *86*, 355 (1933).

Haugen, A.: Nord. Psychiatr. Medlemsbl. 1, 77 (1947). Ref. Zbl. Neur. *107*, 229 (1949).

Heep, W.: Nervenarzt *19*, 333 (1948).

Heidrich, L.: 1) Bruns' Beitr. klin. Chir. *137*, 623 (1926); 2) Arch. klin. Chir. *142*, 772 (1926); 3) Zbl. Chir. *54*, 27 (1927); 4) Med. Klin. 1928 I, 119; 5) Zbl. Chir. 55, 2569 (1928).

Heidrich, R.: Planimetrische Hydrocephalusstudien. Halle: Marhold, 1955.

Heinrich, A.: 1) Zschr. Altersforsch. *1*, 345 (1939); 2) Alternsvorgänge im Röntgenbild. Leipzig: G. Thieme, 1941.

Hempel, J.: Zschr. Neur. *169*, 522 (1940).

Henner, K.: Čas. lék. česk. 1938, 97. Ref. Zbl. Neur. *90*, 574 (1938).

Herrmann, G.: 1) Med. Klin. 1922 II, 1146; 2) Zschr. Neur. *87*, 176 (1923); 3) *96*, 736 (1925).

Herrmann, G. u. *Herrnheiser*, G.: Zschr. Neur. 96, 730 (1925).

Heuser, *Abrader* u. *Weise*: Fortschr. Röntgenstr. 77, 173 (1952).

Heydt, A. *von der*: Arch. Psychiatr. *106*, 333 (1937).

Hochstetter, F.: Beiträge zur Entwicklungsgeschichte des menschlichen Gehirns. Wien—Leipzig: Deuticke, 1929.

Hoffmann, W.: Zit. nach Guttmann.

Holzmann, E. M.: Vestn. Rentgenol. *15*, 278 (1935). Ref. Zbl. Neur. *80*, 180 (1936).

Horrax, G.: Surgery *19*, 725 (1946).

Hortega: Zit. nach Guttmann.

Howard, C.: Amer. J. Roentgenol. *32*, 301 (1934).

Huber, G.: 1) Arch. Psychiatr. *190*, 429 (1953); 2) *193*, 406 (1955); 3) Pneumencephalographische und psychopathologische Bilder bei endogenen Psychosen. Berlin—Göttingen—Heidelberg: Springer, 1957. 4) Chronische Schizophrenie. Heidelberg: Hüthig, 1961.

Irsigler, F. J.: Langenbecks Arch. klin. Chir. *200*, 202 (1940).

Jacobi, W.: 1) Zbl. Neur. *50*, 321 (1928); 2) Münch. Med. Wschr. 1928 I, 284; 3) Dtsch. Zschr. Nervenhk. *102*, 1 (1928); 4) *103*, 42 (1928); 5) *112*, 266 (1930).

Jacobi, W. u. *Winkler*, H.: 1) Dtsch. Zschr. Nervenhk. *99*, 241 (1927); 2) Arch. Psychiatr. *81*, 299 (1927); 3) *84*, 208 (1928).

Jaeger, F. u. *Bannwarth*, A.: Zbl. Chir. *68*, 1058 (1941).

Jakobsen, D.: Uskr. Laeger 1955, 809.

Janker, R.: 1) Fortschr. Chir. *64*, 826 (1937); 2) Zbl. Neurochir. 2, 47 (1937).

Jantz, H.: Nervenarzt *20*, 35 (1949).

Janzen, R.: Dtsch. Zschr. Nervenhk. *144*, 175 (1937).

Jessen, H.: Zbl. Neur. *69*, 140 (1933).

Jüngling, O.: 1) Fortschr. Röntgenstr. *38*, 63 (1928); 2) Klin. Wschr. 1928 II, 2350; 3) Ventrikulographie. In: Schinz: Lehrb. f. Röntgendiagnostik. Leipzig: G. Thieme, 1928.

Jüngling, O. u. *Peiper*, H.: Erg. med. Strahlenforsch. 2, 1 (1926).

Junge: Zbl. Neur. *113*, 14 (1951).

Kafka, V.: 1) Dtsch. Zschr. Nervenhk. *102*, 6 (1927); 2) Die Zerebrospinalflüssigkeit. Leipzig—Wien: F. Deuticke, 1930.

Kaila, M.: Acta psychiatr. neur. *8*, 549 (1933). Ref. Zbl. Neur. *71*, 590 (1934).

Kanahara, T. u. *Tamura*, Y.: Psychiatr. Neur. japon. *40*, 35 (1936). Ref. Zbl. Neur. *82*, 477 (1936).

Kasamatu, H. u. *Yosikawa*, K.: Fol. psychiatr. neur. jap. 2, 1 (1938). Ref. Zbl. Neur. *92*, 618 (1939).

Kautzky, R. u. *Burchard*, U.: Dtsch. Zschr. Nervenhk. *164*, 143 (1950).

Kautzky, R. u. *Zülch*, K. J.: Neurologisch-neurochirurgische Röntgendiagnostik und andere Methoden zur Erkennung intrakranieller Erkrankungen. Berlin—Göttingen—Heidelberg: Springer, 1955.

Kehrer, F. A.: 1) Arch. Psychiatr. *118*, 430 (1948); 2) Dtsch. Zschr. Nervenhk. *163*, 555 (1949).

Kehrer, H. E.: 1) Dtsch. med. Wschr. 72, 288 (1947); 2) Klin. Wschr. *26*, 530 (1948); 3) Nervenarzt *18*, 394 (1947); 4) *21*, 163 (1950); 5) Arch. Psychiatr. 190, 499 (1953); 6) Der Hydrocephalus internus und externus. Basel—New York: S. Karger, 1955.

Kerman, W. Z., *Perlstein*, M. A. u. *Levinsohn*, A.: Amer. J. Dis. Child. *65*, 912 (1943).

Key u. *Retzius:* Studien in der Anatomie des Nervensystems und Bindegewebes. Stockholm 1875/6.

Kisimoto, K.: Psychiatr. Neur. japon. 40, 1 (1936). Ref. Zbl. Neur. *81*, 69 (1936).

Klauber, F.: Zschr. Neur. *97*, 266 (1925).

Klaue, R.: 1) Dtsch. Zschr. Nervenhk. *161*, 167 (1949); 2) *164*, 259 (1950).

Klein, H.: Münch. Med. Wschr. 1923 I, 984.

Klein, R. u. *Kral*, A.: Zschr. Neur. *149*, 134 (1934).

Köbcke, H.: Das Schädel-Hirntrauma. Leipzig: G. Thieme, 1944.

Környey, St.: Zschr. Neur. *169*, 689 (1940).

Köttgen, H. U.: Dtsch. med. Wschr. 74, 307 (1949).

Kohlmann, L.: Beitrag zur Frage des Encephalogramms der Schädeltraumatiker. Diss. Greifswald 1936.

Kötter, E.: Nervenarzt *9*, 392 (1936).

Koschewnikow, A. M.: Zschr. Neur. *104*, 374 (1926).

Kristiansen, K. u. *Vogt*, A.: Acta Radiol. (Stockh.) *28*, 355 (1947).

Kroll: Klin. Wschr. 1923 I, 720.

Kroll, M.: Die neuropathologischen Symptome. Berlin: J. Springer, 1929.

Kroll, F. W.: Zbl. Neur. *74*, 419 (1934).

Kruse, Fr.: Erg. inn. Med. *37*, 33 (1930).

Kruse, Fr. u. *Schaetz*, G.: Autoptisch kontrollierte Encephalogramme. Abh. Kinderhk. H. 37. Berlin: S. Karger, 1935.

Kunicke, A. u. *Chorobski*, J.: Arch. Neur. Psychiatr. Chicago *43*, 139 (1940).

Kuttner, H. P. u. *Hachenburg*, D.: 1) Nervenarzt *6*, 628 (1933); 2) Zschr. Kinderhk. *55*, 152 (1933).

Lange, J.: Arch. Psychiatr. *107*, 172 (1937).

Langen, D.: Nervenarzt *23*, 186 (1952).

Lanz, von: Zit. nach Guttmann.

Larsby, H. u. *Lindgren*, E.: Acta psychiatr. (Kopenh.) *15*, 337 (1940).

Laubenthal, F.: 1) Zbl. Neur. *82*, 709 (1936); 2) Nervenarzt *10*, 401 (1937); 3) Med. Welt 1937, 267; 4) Zschr. Neur. 163, 233 (1938); 5) Leitfaden der Neurologie. Leipzig: G. Thieme, 1943.

Lefft, H. H. u. *Maclean* jr., A. J. A.: Arch. Neur. Psychiatr. Chicago *48*, 343 (1942).

Lemere, Fr. u. *Bernacle*, C. H.: Arch. Neur. Psychiatr. Chicago *35*, 990 (1936).

Lemke, R.: 1) Arch. Psychiatr. *104*, 89 (1935); 2) Zbl. Neur. *82*, 709 (1936); 3) Arch. Psychiatr. *107*, 223 (1937); 4) Nervenarzt *16*, 401 (1943).

Leppin, R.: Allg. Zschr. Psychiatr. *116*, 119 (1940).

Liebermeister, G.: Klin. Wschr. 1925 I, 73.

Liess, G.: Fortschr. Röntgenstr. *75*, 165 (1951).

Linden, H.: Öff. Gesd.dienst *3* A, 885 (1938).

Lindgren, E.: 1) Nervenarzt 14, 193 (1941); 2) Acta radiol. (Stockh.) *34*, 331 (1950) u. *35*, 277 (1951).

Locke, C. D.: Arch. of Neur. *15*, 588 (1926).

Loew, F.: 1) Dtsch. med. Wschr. 73, 613 (1948); 2) Zbl. Neurochir. *9*, 128 (1949); *10*, 132 (1950) u. *12*, 28 (1952).

Lofstroem, J. E., *Webster*, J. E. u. *Schneider*, R. C.: Radiology47, 1 (1946).

Lorenz, R.: Dtsch. Zschr. Nervenhk. 152, 230 (1940).

Lottig: Zbl. Neur. *63*, 277 (1932).

Lovell, H. W.: J. Nerv. ment. Dis. *86*, 75 (1937).

Lucherini, T.: Policlinico, Sez. med. *40*, 596 (1933).

Luers, Th.: Arch. Psychiatr. *118/179*, 132 (1948).

Luxenburger, H.: Zbl. Neur. *83*, 561 (1937).

Lysholm, E.: 1) Das Ventriculogramm. Stockholm: Norstedt & Söner, 1935. 2) Brit. J. Radiol. *19*, 437 (1946).

McCelland, J. E.: J. Pediatr. S. Louis *16*, 36 (1940).

Mader, A.: Med. Klin. 1923 II, 1427.

Mäurer, H.: Nervenarzt *13*, 454 (1940).

Mallison, R.: 1) Ber. Kongr. Neurol. Tübingen 1947; 2) Senile und präsenile Hirnkrankheiten. In: Hdb. d. inn. Med. 5/III, 1031. 4. Aufl. Berlin—Göttingen—Heidelberg: Springer, 1953.

Malosetti, H. E.: An. Fac. Med. 28, 355 (1947).

Marburg, O.: Die traumatischen Erkrankungen des Gehirns und Rückenmarks. In: Bumke-Foerster: Hdb. Neur. Bd. XI, 88. Berlin: J. Springer, 1936.

Martel, T. u. *Guillaume*, J.: Presse méd. 1936 I, 701.

Massermann, J. H.: J. Nerv. Ment. Dis. *80*, 138 (1934).

Matera, R. F.: Congr. sudamer. neurocir. 1945, 1, 228.

Mauz, F.: Die Veranlagung zu Krampfanfällen. Leipzig: G. Thieme, 1937.

Mayfield, F. H. u. *Bell*, J. C.: South med. J. *37*, 142 (1944).

Memmesheimer, A. M.: Die Technik und Anwendung der Suboccipital- oder Zisternenpunktion. Zürich—Leipzig—Stuttgart: Montana-Verl. Med. Abt. B. Konegen, 1929.

Merritt, H. H. u. *Brenner*, C.: New England J. Med. *230*, 224 (1944).

Meyer, E.: 1) Arch. Psychiatr. *89*, 117 (1930); 2) *91*, 9 (1930).

Meyer-Arendt, J.: Ärzt. Forsch. *11*, 147 (1948).

Miura, N.: Tohoku J. exper. Med. 21, 137 (1933). Ref. Zbl. Neur. *69*, 476 (1934).

Moniz, E.: 1) Revue neur. *34*, 72 (1927); 2) Rev. otol . . . Cir. neur. sudamer. *6*, 455 (1931). Ref. Zbl. Neur. *73*, 691 (1934).

Moore, M. T., *Nathan*, D., *Elliott*, A. R. u. *Laubach*, Ch.: 1) Amer. J. Psychiatry *12*. 801 (1933); 2) Arch. of Neur. *31*, 1194 (1934); 3) Amer. J. Psychiatr. *92*, 43 (1935).

Morea, R.: Zbl. Neur. *106*, 1 (1949).

Morea, R. u. *Odoriz*, J. B.: Rev. neur. Bs. Aires 7, 207 (1942).

Morris, A. A.: J. of Neurosurg. *3*, 351 (1946).

Mucchi, L. u. *Porta*, V.: Riv. ital. Endocrin. Neurochir. *3*, 215 (1937).

Müller, G.: Zur Diagnose der Epilepsie im Sterilisationsverfahren. Diss. Göttingen 1938.

Murano, G.: Pediatría *56*, 10 (1948); Ref. Dtsch. med. Wschr. 74, 841 (1949).

Murphy, J. P. u. *Arana*, R.: Amer. J. Roentgenol. *57*, 545 (1947).

Naegeli, H.: Mschr. Psychiatr. *98*, 143 (1938).

Neißer, E. u. *Forster*, E.: Die Hirnpunktion. In: Bumke-Foerster: Hdb. Neur. Bd. 7, 2. S. 115. Berlin: J. Springer, 1936.

Neißer, E. u. *Pollack:* Mitt. Grenzgeb. Med. u. Chir. *13* (1904).

Nemenow, M.: Dtsch. med. Wschr. 1929 I, 914.

Newman, H.: J. Amer. med. Assoc. *108*, 461 (1937).

Ney, K. W.: Amer. J. Surg. N. Ser. *47*, 573 (1940).

Niemeyer, P.: Rev. med. municipal *1*, 185 (1941).
Nonne: Münch. Med. Wschr. 1922 I, 648 u. Zbl. Neur. *29*, 204 (1922).
Notkin, J.: Arch. of. Neur. *26*, 115 (1931). Ref. Zbl. *61*, 601 (1932).
Novell, H. W.: J. Nerv. Ment. Dis. *86*, 75 (1937).
Nürnberger, S. u. *Schaltenbrand*, G.: 1) Fortschr. Röntgenstr. *77*, 483 (1952); 2) Dtsch. Zschr Nervenhk. *174*, 1 (1955).

Ohnesorge, K.: 1) Dtsch. med. Wschr. 1933 II, 1478; 2) Röntgenpraxis *6*, 84 (1934).
Olssen, O.: Acta radiol. (Stockh.) *29*, 95 (1948). Ref. Zbl. Neur. *107*, 229 (1949).
Omorokow, L. u. *Wischnewsky*, A.: Fortschr. Röntgenstr. *37*, 823 (1928).
Osborne, L.: Arch. of Neur. *51*, 405 (1944).
Ostertag, B.: Pathologie der raumfordernden Prozesse des Schädelinnnenraumes. Stuttgart: F. Enke, 1941.

Pàmpari, D.: Clinica, Bologna *4*, 321 (1938).
Paulian, D. u. *Sfintescu*, S.: Spitalul, *55*, 58 (1935). Ref. Zbl. Neur. *77*, 363 (1935).
Pedersen, O.: 1) Arch. Psychiatr. *104*, 621 (1936); 2) Zbl. Neurochir. *3*, 204 (1938).
Peiper, H.: Arch. klin. Chir. *178*, 441 (1933) u. *180*, 443 (1934).
Pendergrass, E. P.: Arch. of Neur. *23*, 946 (1930). Ref. Zbl. Neur. *57*, 60 (1930).
Pendergrass, E. P. u. *Hodes*, Ph. J.: Radiology 26, 146 (1936).
Pereira da Silva, C.: Rev. da Ass. paulista med. 21, 113 (1942).
Pernkopf, Z.: Topographische Anatomie des Menschen. München—Berlin—Wien: Urban & Schwarzenberg, 1957.
Pette, H.: Zbl. Neurochir. *I*, 86 (1936).
Piaggio Blanco, R., *Dubourdieu*, J. u. *Garcia Capurro*, F.: Arch. Urug. de Med. Cir. y Espec. 21, 153 (1942).
Pönitz, K.: Dtsch. Zschr. Nervenhk. *117/119*, 491 (1931).
Pohlisch: Erbarzt *3*, 4 (1938).
Portugal, R. J. u. *Barbosa*, R. T.: Med. cir. pharm. *32*, 44 (1944).
Puech, P., *Micoud*, R., *Perrin*, J. u. *Brun*, M.: Ann. méd.-psychol. *100*, 169.

Quarti, M.: Chirugia, Riv. patol. e clin. chir. *5*, 161 (1950).
Quarti, M. u. *Migliavacca*, F.: Chirurgia *5*, 241 (1950).

Rauber-Kopsch: Lehrbuch und Atlas der Anatomie des Menschen. 16. Aufl. Bd. 1. Leipzig 1940.
Read, E. H.: Arch. of Neur. *45*, 319 (1941).
Reimers, C. u. *Neudeck*, J.: Dtsch. Zschr. Nervenhk. *164*, 509 (1950).
Rennert, H.: Arch. Psychiatr. *188*, 390 (1952).
Riddervold, J.: Norsk magaz. laegevid. *87*, 380 (1926). Ref. Zbl. Neur. *46*, 818 (1927).
Riechert, T.: Fortschr. Roentgenstr. *67*, 61 (1943).
Riedel, H.: Nervenarzt 22, 431 (1951).
Rinden, M. D.: Neuropat. i. t. d. 7, 26 (1938). Ref. Zbl. Neur. *90*, 550 (1938).
Ritter, A.: Klin. Wschr. 1926 I, 456.
Rives, J.: Fol. neuropath. eston. *15/16*, 289 (1936). Ref. Zbl. Neur. *81*, 625 (1936).
Rizatti, E. u. *Levi*, M. S.: Giorn. Accad. med. Torino 97, 62 (1934).
Robertson, E. G.: 1) Surgery *19*, 810 (1946); 2) Brain *70*, 59 (1947).
Robertson, J. S. u. *Childe*, A. E.: Arch. Neur. Psychiatr., Chicago *43*, 80 (1940).
Röttgen, P.: Med. Welt 1939 I, 419.
Rohracher, H.: Einführung in die Psychologie. 3. Aufl. Wien: Urban & Schwarzenberg, 1948.
Rose, M.: Entwicklungsgeschichtliche Einleitung. (Ontogenie des Zentralnervensystems und des Sympathicus. Phylogenie des Zentralnervensystems.) In: Bumke-Foerster: Hdb. Neur. 1., I, S. 1. Berlin: J. Springer, 1935.
Rosenhagen, H.: Med. Welt 1939 I, 412.
Rosenstein, A.: Zschr. Neur. *102*, 420 (1926).
Rüsken, W.: 1) Fortschr. Röntgenstr. *61*, 108 (1940); 2) Zschr. Neur. *169*, 637 (1940).
Ruggeri, R.: Pediatria (Riv.) *46*, 397 (1938). Ref. Zbl. Neur. *90*, 666 (1938).
Ruggiero, G.: Revue neur. *83*, 420 (1950).
Rupilius, K.: Arch. Kinderhk. *103*, 32 (1934).

Säker, G.: Nervenarzt *21*, 216 (1950).

Sagreras, P. O.: Arch. argent. Pediatr. *20*, 29 (1943).

Samson, K.: Die Liquordiagnostik im Kindesalter (einschließlich Encephalographie). In: Ergebn d. inn. Med. u. Kinderhk. Bd. 41, S. 553. Berlin: J. Springer, 1931.

Satta, A.: Ann. Osp. psichiatr. Genova *8*, 105 (1936). Ref. Zbl. Neur. *90*, 472 (1938).

Scarff, J. E.: Arch. Neur. Psychiatr. Chicago *35*, 1157 (1936).

Scott, M.: J. of Neurosurg. *2*, 191 (1945).

Seelert, H.: Zbl. Neur. *80*, 526 (1936).

Seeliger, S.: Münch. Med. Wschr. 1925 II, 1467.

Sepp, E.: Die Dynamik der Blutzirkulation im Gehirn. Berlin 1928.

Sfintescu, S.: La méthode du repérage ventriculographique dans les traumatismes cranio-cérébraux. In: Vol. jubilaire en l'honneur de Parhon, 516 (1934). Ref. Zbl. Neur. *75*, 380 (1935).

Shenkin, H. A. u. *Perryman*, Ch. R.: J. Neurosurg. *3*, 234 (1946).

Simon, K.: Dtsch. Arch. klin. Med. *195*, 188 (1949).

Skalweit, W.: Fortschr. Neur. *8*, 239 (1936) u. *9*, 325 (1937).

Skinner, E. F.: Lancet 1937 II, 903.

Solanet, F.: Congr. Sudamer. Neurocir. 1945 I, 70.

Sollmann, H.: Über die diagnostische Bedeutung der Encephalographie bei genuiner und symptomatischer Epilepsie. Diss. Breslau 1936.

Sorgo, W.: Einführung in die Kontrastmitteldiagnostik zerebraler Erkrankungen. Wien: F. Deuticke, 1941.

Soto Romay, R.: Sem. méd. B. Aires 1937 II, 128. Ref. Zbl. Neur. *88*, 168 (1938).

Spatz, H.: Anatomie des Mittelhirns. In: Bumke-Foerster: Hdb. Neur. I, 464. Berlin: J. Springer, 1935.

Spatz, H. u. *Stroescu*, G. J.: 1) Allg. Zschr. Psychiatr. *102*, 136 (1934); 2) Nervenarzt 7, 425 (1934).

Spiller, W. G. u. *Frazier*, Ch. H.: Arch. Neur. Psychiatr. Chicago 6, 476 (1921)

Sweet, H.: Bull. N. England Med. Center *8*, 107 (1946).

Schaerber, H.: Dtsch. Zschr. Nervenhk. *136*, 288 (1935).

Schaltenbrand, G.: 1) Zschr. Neur. *148*, 94 (1933); 2) Med. Klin. 1932, 609; 3) Dtsch. med. Wschr. 1933, 1039; 4) Dtsch. Zschr. Nervenhk. *136*, 191 (1935); 5) Zbl. inn. Med. 1937, 721 u. 737; 6) Mschr. Kinderhk. *75* (1938); 7) Zbl. Neur. *120*, 226 (1952); 8) J. Roentgenol. *70*, 1 (1952).

Schaltenbrand, G. u. *Tönnis*, W.: Zbl. Neurochir. *1*, 42 (1936).

Schatzki, R., *Baxter*, D. H. u. *Troland*, Ch. E.: N. England J. Med. *236*, 419 (1947).

Scheel, E.: Dtsch. Zschr. Nervenhk. *137*, 55 (1935)

Scheid, W.: Nervenarzt *30*, 97 (1959).

Schelanitzki, K.: Über die Röntgenbefunde am Schädel von Epilektikern. Diss. Königsberg 1935.

Schiersmann, O.: 1) Arch. Psychiatr. *109*, 195 (1939); 2) Zschr. Neur. *163*, 656 (1939); 3) Einführung in die Encephalographie. Stuttgart: G. Thieme, 1952.

Schiffer, K. H.: Fortschr. Röntgenstr. *75*, 50 (1951).

Schinz, H. R.: Zbl. Chir. *49*, 1367 (1922).

Schinz-Baensch-Friedl: Lehrbuch der Röntgendiagnostik. Bd. 1. 4. Aufl. Leipzig: G. Thieme, 1939.

Schlesinger, B.: Einführung in die Ventrikulographie. Berlin-Wien: Urban & Schwarzenberg, 1937.

Schliephake, E.: Kurzwellentherapie. Jena: G. Fischer, 1932.

Schmieder, Fr.: Klin. Wschr. *26*, 14 (1948).

Schneider, D.: Zbl. Neurochir. *3*, 127 (1938).

Schneider, K.: Klinische Psychopathologie. 4. Aufl. Stuttgart: G. Thieme, 1955.

Schneider, M.: Texas State J. Med. *42*, 485 (1946).

Schnitker, M. T.: Arch. Neur. Psychiatr. Chicago *43*, 572 (1940).

Schönenberg, H.: Arch. Kinderhk. *137*, 131 (1949).

Scholz, W.: 1) Epilepsie. In: Bumke- Hdb. Geisteskrankh. II, 716. Berlin: J. Springer, 1930; 2) Zschr. Neur. *145*, 471 (1933); 3) Zbl. Neur. *78*, 168 (1936); 4) Die Krampfschädigungen des Gehirns. Berlin-Göttingen-Heidelberg: Springer, 1951.

Schott, E. u. *Eitel*, J.: Münch. Med. Wschr. 1922 II, 1201.

Schreck, E.: Die Epilepsie des Kindesalters. Stuttgart: F. Enke, 1937.

Schretzenmayr, V.: Nervenarzt *13*, 124 (1940).

Schröder, P.: Neue Dtsch. Chir. Bd. *18*, III (1916).

Schube, P. G.: J. Nerv. Ment. Dis. *80*, 291 (1934).

Schüller, A.: 1) Fortschr. Röntgenstr. *56*, 125 (1937); 2) Wien. med. Wschr. 1938 I, 229.

Schulte, W.: 1) Med. Klin. *46*, 1356 (1951); 2) Hirnorganische Dauerschäden nach schwerer Dystrophie. München-Berlin: Urban & Schwarzenberg, 1953; 3) Zbl. Neur. *122*, 3 (1953).

Schulte, W. u. *Stiawa*, R.: Fortschr. Neur. *26*, 66 (1958).

Schuster, J.: 1) Klin. Wschr. *4*, 552 (1925); 2) Arch. Psychiatr. 77, 532 (1926); 3) Fortschr. Röntgenstr. *35*, 343 (1926); 4) Arch. Psychiatr. *79*, 276 (1926); 5) Arch. Psychiatr. *93*, 659 (1931)

Schuster, J. u. *Holitsch*, R.: Arch. Psychiatr. *72*, 788 (1925).

Schwab, O.: 1) Zbl. Neur. *41* 708 (1925); 2) Dtsch. Zschr. Nervenhk. *89*, 44 (1926), 3) Zschr. Neur. *102*, 294 (1926); 4) Arch. Psychiatr. *88*, 467 (1929).

Schwab R., *Fine*, J. u. *Mixter*, W. J.: 1) J. Nerv. Ment. Dis. *84*, 316 (1936); 2) Arch. Neur. Psychiatr. Chicago *37*, 1271 (1937).

Stauder, K. H.: 1) Fortschr. Neur. *10*, 163 (1938); 2) Arch. Psychiatr. *184*, 95 (1950) u. 3) *187*, 165 (1951).

Stefan, H.: Med. Klin. 1936 II, 1133.

Stertz: Zbl. Neur. *89*, 186 (1938).

Stone, R. S. u. *Jones*, jr., O. W.: Radiology *21*, 411 (1933).

Storch, Th. J. C. *von:* 1) Amer. J. Roentgenol. *35*, 78 (1936); 2) Brain, *59*, 250 (1936).

Storch, Th. J. C. *von* u. *Karr*, H. H.: N. England J. Med. *224*, 755 (1941).

Storch, Th. J. C. *von, Secunda*, L. u. *Krinsky*, C. M.: Arch. Neur. Psychiatr. Chicago *43*, 326 (1940).

Stößel, K.: Arch. orthop. Chir. *38*, 173 (1937).

Strecker, H.: 1) Münch. Med. Wschr. 1923 II, 1275; 2) 1923 II, 1383; 3) Dtsch. Zschr. Nervenhk. *81*, 232 (1924).

Stroeßler, G.: Schweiz. Arch. Neur. *32*, 115 (1933).

Tamura, Y.: Psychiatr. Neur. japon. *39*, 143 (1935). Ref. Zbl. Neur. *80*, 71 (1936).

Tamura, Y. u. *Matsumura*, T.: Psychiatr. Neur. japon. *40*, 227 (1936). Ref. Zbl. Neur. *81*, 617 *(1936)*

Teglbjaerg, St.: Hosp. tid. 1936. Ref. Zbl. Neur. *85*, 449 (1937).

Teplow, B. M.: Psychologie. Berlin: Verl. Volk und Wissen, 1953.

Thums, K.: 1) Zschr. psych. Hyg. *8*, 12 (1935); 2) Zbl. Neur. *91*, 620 (1939).

Thurel, R.: Revue neur. *72*, 758 (1939/40).

Thurzo, E. *von:* 1) Münch. Med. Wschr. 1928 I, 19; 2) Über einige neuere therapeutische und diagnostische Verfahren in der Neurologie. Berlin: S. Karger, 1929.

Tönnis, W.: 1) Zbl. Chir. 1938, 1018; 2) Zschr. Neur. *161*, 114 (1938); 3) Zbl. Neur. *96*, 592 (1940); 4) Zbl. Neurochir. *6*, 113 (1941); 5) Nervenarzt *19*, 201 (1948); 6) Die Chirurgie. Bd. III. Wien: Urban & Schwarzenberg, 1948; 7) Dtsch. Zschr. Nervenhk. *162*, 175 (1950).

Tönnis W. u. *Loew*, Fr.: Dtsch. Zschr. Nervenhk. *159*, 537 (1948).

Torkildsen, A. u. *Penfield*, W.: Arch. Neur. Psychiatr. Chicago *30*, 1011 (1933).

Torkildsen, A. u. *Pirie*, A.: Amer. J. Roentgenol. *32*, 145 (1934).

Triepel, H.: Lehrbuch der Entwicklungsgeschichte. Leipzig: G. Thieme, 1922.

Trömner, E.: Zbl. Neur. *46*, 550 (1927).

Troland, Ch. E., *Baxter*, D. H. u. *Schatzki*, R.: J. of Neur. *3*, 390 (1946).

Turner, O. A. u. *Brody*, B. S.: Amer. J. Roentgenol. *46*, 324 (1941).

Tyczka, W.: Neur. polska *8*, 279 (1925). Ref. Zbl. Neur. *44*, 489 (1926).

Ulrich, H.: Dtsch. Gesd.wes. *4*, 174 (1949). Ref. Zbl. Neur. *109*, 84 (1950).

Valenzuela, R. H.: Rev. méd. Hosp. gen. México *6*, 235 (1944).

Vasiliu, D. O.: Rev. Chir. *41*, 128 (1938). Ref. Zbl. Neur. *92*, 156 (1939).

Vasquez, M.: Rev. méd. Hosp. gen. México *3*, 574 (1941).

Verbiest, H.: Revue Neur. *79*, 526 (1947).

Villiger, E.: Gehirn und Rückenmark. Leipzig: W. Engelmann, 1912.
Villiger, W.: Münch. Med. Wschr. 1937 I, 461.
Voris, H. C.: J. Amer. med. Assoc. *135*, 181 (1947).

Wagner, F. F.: Acta psychiatr. (Kopenh.) *74*, 212 (1951).
Waldeyer, W.: Dtsch. med. Wschr. 27, 421 (1901).
Walker, A. E.: Amer. J. Roentgenol. *32*, 437 (1934).
Walshe, F. M. R.: Brit. med. J. 1937, 889.
Walter, Fr. K.: Die Blut-Liquorschranke. Leipzig: G. Thieme, 1929.
Wand: Zbl. Neur. *73*, 321 (1934).
Wanke, R.: 1) Langenbeck's Arch. klin. Chir. *196*, 534 (1939); 2) *200*, 189 (1940); 3) *264*, 380
     (1949); 4) Pathologische Physiologie der frischen geschlossenen Hirnverletzung. Stuttgart:
     Thieme, 1948; 5) Dtsch. med. Wschr. *84*, 137 (1959).
Wartenberg, R.: 1) Klin. Wschr. 1923 II, 1866; 2) Zschr. Neur. *94*, 585 (1924); 3) Arch. Psychiatr.
     77, 507 (1926); 4) Fortschr. Röntgenstr. 40, 437 (1929) 5) J. Nerv. Ment. Dis. *89*, 640 (1939).
Weatherly, H.: Amer. J. Roentgenol. *45*, 714 (1941).
Weed, L. H.: Bull. Hopkins Hosp. *52*, 345 (1933).
Weigel, G.: Über encephalographische Befunde bei Schizophrenie. Diss. Greifswald 1935.
Weigeldt, W.: 1) Studien zur Physiologie und Pathologie des Liquor cerebrospinalis. Jena:
     G. Fischer, 1923. 2) Die Luftfüllung der intrakraniellen Liquorräume (Encephalographie).
     Berlin: S. Karger, 1928.
Weinbren, M.: Brit. J. Radiol. *11*, 705 (1938).
Weitbrecht, H. J.: 1) Nervenarzt *13*, 433 (1940); 2) *24*, 489 (1953).
Welte, E.: Arch. Psychiatr. *118/179*, 245 (1948).
Wertheimer, P., *Fontaine* u. *Dechaume*, J.: Revue neur. *40*, I, 1141 (1933).
Wigert, V.: Acta psychiatr. (Kopenh.) *13*, 401 (1938).
Wilson, H. M. u. *Lutz*, W. G.: Radiology *46*, 132 (1946).
Winkler, H.: 1) Beiträge zur Hirnanatomie im Encephalogramm. Diss. Jena 1927 u. Dtsch.
     Zschr. Nervenhk. *99*, 277 (1927); 2) Arch. Psychiatr. *91*, 495 (1930).
Witter, H.: Nervenarzt *23*, 89 (1952).
Wolff, H. u. *Brinkmann*, L.: Dtsch. Zschr. Nervenhk. *151*, 1 (1940).
Woolam, D.: Brain, *75*, 259 (1952).

Yamamoto, S.: 1—2) Fukuoka Acta med. *33*, Nr. 4 (1940). Ref. Zbl. Neur. *98*, 435 u. 438 (1941).
Yanagisawa, N.: 1) Kioto Ikadaigaku Bd. *1*, 547 (1927). Ref. Zbl. Neur. *50*, 42 (1928); 2) Fortschr.
     Röntgenstr. *36*, 744 (1927).

Zaunbauer, W.: Wien. klin. Wschr. 1948, 136.
Zülch, K. J.: Dtsch. Zschr. Nervenhk. *170*, 179 (1953).

Umrechnungstabellen

Tabelle für die Bestimmung des SV-Quotienten li bzw. re und des DSV-Quotienten li
bzw. re

innere Schädelbreite (Sch) : 2

	7,5	7,6	7,7	7,8	7,9	8,0	8,1	8,2	8,3	8,4	8,5	8,6	8,7
1,0	7,5	7,6	7,7	7,8	7,9	8,0	8,1	8,2	8,3	8,4	8,5	8,6	8,7
1,1	6,8	6,9	7,0	7,1	7,2	7,3	7,4	7,5	7,5	7,6	7,7	7,8	7,9
1,2	6,2	6,3	6,4	6,5	6,6	6,7	6,8	6,8	6,9	7,0	7,1	7,2	7,2
1,3	5,8	5,8	5,9	6,0	6,1	6,2	6,2	6,3	6,4	6,5	6,5	6,6	6,7
1,4	5,4	5,4	5,5	5,6	5,6	5,7	5,8	5,9	5,9	6,0	6,1	6,1	6,2
1,5	5,0	5,0	5,1	5,2	5,3	5,3	5,4	5,5	5,5	5,6	5,7	5,7	5,8
1,6	4,7	4,8	4,8	4,9	4,9	5,0	5,1	5,1	5,2	5,3	5,3	5,4	5,4
1,7	4,4	4,5	4,5	4,6	4,6	4,7	4,8	4,8	4,9	4,9	5,0	5,1	5,1
1,8	4,2	4,2	4,3	4,3	4,4	4,4	4,5	4,6	4,6	4,7	4,7	4,8	4,8
1,9	4,0	4,0	4,1	4,1	4,2	4,2	4,3	4,3	4,4	4,4	4,5	4,5	4,6
2,0	3,8	3,8	3,9	3,9	4,0	4,0	4,1	4,1	4,2	4,2	4,2	4,3	4,4
2,1	3,6	3,6	3,7	3,7	3,8	3,8	3,9	3,9	4,0	4,0	4,0	4,1	4,1
2,2	3,4	3,5	3,5	3,5	3,6	3,6	3,7	3,7	3,8	3,8	3,9	3,9	4,0
2,3	3,3	3,3	3,3	3,4	3,4	3,5	3,5	3,6	3,6	3,7	3,7	3,7	3,8
2,4	3,1	3,2	3,2	3,3	3,3	3,3	3,4	3,4	3,5	3,5	3,5	3,6	3,6
2,5	3,0	3,0	3,1	3,1	3,2	3,2	3,2	3,3	3,3	3,4	3,4	3,4	3,5
2,6	2,9	2,9	3,0	3,0	3,0	3,1	3,1	3,2	3,2	3,2	3,3	3,3	3,3
2,7	2,8	2,8	2,9	2,9	2,9	3,0	3,0	3,0	3,1	3,1	3,1	3,2	3,2
2,8	2,7	2,7	2,8	2,8	2,8	2,9	2,9	2,9	3,0	3,0	3,0	3,1	3,1
2,9	2,6	2,6	2,7	2,7	2,7	2,8	2,8	2,8	2,9	2,9	2,9	3,0	3,0
3,0	2,5	2,5	2,6	2,6	2,6	2,7	2,7	2,7	2,8	2,8	2,8	2,9	2,9
3,1	2,4	2,5	2,5	2,5	2,5	2,6	2,6	2,6	2,7	2,7	2,7	2,8	2,8
3,2	2,3	2,4	2,4	2,4	2,5	2,5	2,5	2,6	2,6	2,6	2,7	2,7	2,7
3,3	2,3	2,3	2,3	2,4	2,4	2,4	2,5	2,5	2,5	2,5	2,6	2,6	2,6
3,4	2,2	2,2	2,3	2,3	2,3	2,4	2,4	2,4	2,4	2,5	2,5	2,5	2,6
3,5	2,1	2,2	2,2	2,2	2,3	2,3	2,3	2,3	2,4	2,4	2,4	2,5	2,5
3,6	2,1	2,1	2,1	2,2	2,2	2,2	2,3	2,3	2,3	2,3	2,4	2,4	2,4
3,7	2,0	2,1	2,1	2,1	2,1	2,2	2,2	2,2	2,2	2,3	2,3	2,3	2,4
3,8	2,0	2,0	2,0	2,1	2,1	2,1	2,1	2,2	2,2	2,2	2,2	2,3	2,3
3,9	1,9	1,9	2,0	2,0	2,0	2,1	2,1	2,1	2,1	2,2	2,2	2,2	2,2
4,0	1,9	1,9	1,9	1,9	2,0	2,0	2,0	2,1	2,1	2,1	2,1	2,2	2,2

Breite Seitenventrikel (SV) re bzw. li · Breite Diagonalmaß (DSV) re bzw. li

8,8	8,9	9,0	9,1	9,2	9,3	9,4	9,5	9,6	9,7	9,8	9,9	10,0	
8,8	8,9	9,0	9,1	9,2	9,3	9,4	9,5	9,6	9,7	9,8	9,9	10,0	1,0
8,0	8,1	8,2	8,3	8,4	8,5	8,5	8,6	8,7	8,8	8,9	9,0	9,1	1,1
7,3	7,4	7,5	7,6	7,7	7,8	7,8	7,9	8,0	8,1	8,2	8,3	8,3	1,2
6,8	6,8	6,9	7,0	7,1	7,2	7,2	7,3	7,4	7,5	7,5	7,6	7,7	1,3
6,3	6,4	6,4	6,5	6,6	6,6	6,7	6,8	6,9	6,9	7,0	7,1	7,1	1,4
5,9	5,9	6,0	6,1	6,1	6,2	6,3	6,3	6,4	6,5	6,5	6,6	6,7	1,5
5,5	5,6	5,6	5,7	5,7	5,8	5,9	5,9	6,0	6,1	6,1	6,2	6,3	1,6
5,2	5,2	5,3	5,4	5,4	5,5	5,5	5,6	5,6	5,7	5,8	5,8	5,9	1,7
4,9	4,9	5,0	5,1	5,1	5,2	5,2	5,3	5,3	5,4	5,4	5,5	5,6	1,8
4,6	4,7	4,7	4,8	4,8	4,9	4,9	5,0	5,1	5,1	5,2	5,2	5,3	1,9
4,4	4,5	4,5	4,6	4,6	4,7	4,7	4,7	4,8	4,8	4,9	5,0	5,0	2,0
4,2	4,2	4,3	4,3	4,4	4,4	4,5	4,5	4,6	4,6	4,7	4,7	4,8	2,1
4,0	4,0	4,1	4,1	4,2	4,2	4,3	4,3	4,4	4,4	4,5	4,5	4,5	2,2
3,8	3,9	3,9	4,0	4,0	4,0	4,1	4,1	4,2	4,2	4,3	4,3	4,3	2,3
3,7	3,7	3,7	3,8	3,8	3,9	3,9	4,0	4,0	4,0	4,1	4,1	4,2	2,4
3,5	3,6	3,6	3,6	3,7	3,7	3,8	3,8	3,8	3,9	3,9	4,0	4,0	2,5
3,4	3,4	3,5	3,5	3,5	3,6	3,6	3,7	3,7	3,7	3,8	3,8	3,8	2,6
3,3	3,3	3,3	3,4	3,4	3,4	3,5	3,5	3,6	3,6	3,6	3,7	3,7	2,7
3,1	3,2	3,2	3,3	3,3	3,3	3,4	3,4	3,4	3,5	3,5	3,5	3,6	2,8
3,0	3,1	3,1	3,1	3,2	3,2	3,2	3,3	3,3	3,3	3,4	3,4	3,5	2,9
2,9	3,0	3,0	3,0	3,1	3,1	3,1	3,2	3,2	3,2	3,3	3,3	3,3	3,0
2,8	2,9	2,9	2,9	3,0	3,0	3,0	3,1	3,1	3,1	3,2	3,2	3,2	3,1
2,7	2,8	2,8	2,8	2,9	2,9	2,9	3,0	3,0	3,0	3,1	3,1	3,1	3,2
2,7	2,7	2,7	2,8	2,8	2,8	2,8	2,9	2,9	2,9	3,0	3,0	3,0	3,3
2,6	2,6	2,6	2,7	2,7	2,7	2,8	2,8	2,8	2,9	2,9	2,9	2,9	3,4
2,5	2,5	2,6	2,6	2,6	2,7	2,7	2,7	2,7	2,8	2,8	2,8	2,9	3,5
2,4	2,5	2,5	2,5	2,6	2,6	2,6	2,6	2,7	2,7	2,7	2,8	2,8	3,6
2,4	2,4	2,4	2,5	2,5	2,5	2,5	2,6	2,6	2,6	2,6	2,7	2,7	3,7
2,3	2,3	2,4	2,4	2,4	2,4	2,5	2,5	2,5	2,6	2,6	2,6	2,6	3,8
2,3	2,3	2,3	2,3	2,4	2,4	2,4	2,4	2,5	2,5	2,5	2,5	2,6	3,9
2,2	2,2	2,2	2,3	2,3	2,3	2,4	2,4	2,4	2,4	2,5	2,5	2,5	4,0

Breite Seitenventrikel (SV) re bzw. li · Breite Diagonalmaß (DSV) re bzw. li

Tabelle für die Bestimmung des Quotienten des III. Ventrikels (III. V.-Qu.)

Größte Breite beider Seitenventrikel

III. V.	3,0	3,1	3,2	3,3	3,4	3,5	3,6	3,7	3,8	3,9	4,0	4,1	4,2
0,2	15,0	15,5	16,0	16,5	17,0	17,5	18,0	18,5	19,0	19,5	20,0	20,5	21,0
0,3	10,0	10,3	10,7	11,0	11,3	11,7	12,0	12,3	12,7	13,0	13,3	13,7	14,0
0,4	7,5	7,8	8,0	8,2	8,5	8,8	9,0	9,2	9,5	9,8	10,0	10,3	10,5
0,5	6,0	6,2	6,4	6,6	6,8	7,0	7,2	7,4	7,6	7,8	8,0	8,2	8,4
0,6	5,0	5,2	5,3	5,5	5,7	5,8	6,0	6,2	6,3	6,5	6,7	6,8	7,0
0,7	4,3	4,4	4,6	4,7	4,9	5,0	5,1	5,3	5,4	5,6	5,7	5,9	6,0
0,8	3,8	3,9	4,0	4,1	4,3	4,4	4,5	4,6	4,8	4,9	5,0	5,1	5,3
0,9	3,3	3,4	3,6	3,7	3,8	3,9	4,0	4,1	4,2	4,3	4,4	4,6	4,7
1,0	3,0	3,1	3,2	3,3	3,4	3,5	3,6	3,7	3,8	3,9	4,0	4,1	4,2
1,1	2,7	2,8	2,9	3,0	3,1	3,2	3,3	3,4	3,5	3,5	3,6	3,7	3,8
1,2	2,5	2,6	2,7	2,7	2,8	2,9	3,0	3,1	3,2	3,2	3,3	3,4	3,5
1,3	2,3	2,4	2,5	2,5	2,6	2,7	2,8	2,8	2,9	3,0	3,1	3,2	3,2
1,4	2,1	2,2	2,3	2,4	2,4	2,5	2,6	2,6	2,7	2,8	2,9	2,9	3,0
1,5	2,0	2,1	2,1	2,2	2,3	2,3	2,4	2,5	2,5	2,6	2,7	2,7	2,8
1,6	1,9	1,9	2,0	2,1	2,1	2,2	2,3	2,3	2,4	2,4	2,5	2,6	2,6
1,7	1,8	1,8	1,9	1,9	2,0	2,1	2,1	2,2	2,2	2,3	2,4	2,4	2,5
1,8	1,7	1,7	1,8	1,8	1,9	1,9	2,0	2,1	2,1	2,2	2,2	2,3	2,3
1,9	1,6	1,6	1,7	1,7	1,8	1,8	1,9	1,9	2,0	2,1	2,1	2,2	2,2
2,0	1,5	1,6	1,6	1,7	1,7	1,8	1,8	1,9	1,9	2,0	2,0	2,1	2,1

III. V.	5,0	5,1	5,2	5,3	5,4	5,5	5,6	5,7	5,8	5,9	6,0	6,1	6,2
0,2	25,0	25,5	26,0	26,5	27,0	27,5	28,0	28,5	29,0	29,5	30,0	30,5	31,0
0,3	16,7	17,0	17,3	17,7	18,0	18,3	18,7	19,0	19,3	19,7	20,0	20,3	20,6
0,4	12,5	12,7	13,0	13,3	13,5	13,8	14,0	14,3	14,5	14,8	15,0	15,3	15,5
0,5	10,0	10,2	10,4	10,6	10,8	11,0	11,2	11,4	11,6	11,8	12,0	12,2	12,4
0,6	8,3	8,5	8,7	8,8	9,0	9,2	9,3	9,5	9,7	9,8	10,0	10,2	10,3
0,7	7,1	7,3	7,4	7,6	7,7	7,9	8,0	8,1	8,3	8,4	8,6	8,7	8,9
0,8	6,3	6,4	6,5	6,6	6,8	6,9	7,0	7,1	7,3	7,4	7,5	7,6	7,8
0,9	5,6	5,7	5,8	5,9	6,0	6,1	6,2	6,3	6,4	6,6	6,7	6,8	6,9
1,0	5,0	5,1	5,2	5,3	5,4	5,5	5,6	5,7	5,8	5,9	6,0	6,1	6,2
1,1	4,5	4,6	4,7	4,8	4,9	5,0	5,1	5,2	5,3	5,4	5,5	5,6	5,6
1,2	4,2	4,3	4,3	4,4	4,5	4,6	4,7	4,8	4,8	4,9	5,0	5,1	5,2
1,3	3,8	3,9	4,0	4,1	4,2	4,2	4,3	4,4	4,5	4,5	4,6	4,7	4,8
1,4	3,6	3,6	3,7	3,8	3,9	3,9	4,0	4,1	4,1	4,2	4,3	4,4	4,4
1,5	3,3	3,4	3,5	3,5	3,6	3,7	3,7	3,8	3,9	3,9	4,0	4,1	4,1
1,6	3,1	3,2	3,3	3,3	3,4	3,4	3,5	3,6	3,6	3,7	3,8	3,8	3,9
1,7	2,9	3,0	3,1	3,1	3,2	3,2	3,3	3,4	3,4	3,5	3,5	3,6	3,6
1,8	2,8	2,8	2,9	2,9	3,0	3,1	3,1	3,2	3,2	3,3	3,3	3,4	3,4
1,9	2,6	2,7	2,7	2,8	2,8	2,9	2,9	3,0	3,1	3,1	3,2	3,2	3,3
2,0	2,5	2,6	2,6	2,7	2,7	2,8	2,8	2,9	2,9	3,0	3,0	3,1	3,1

(Linke Randbeschriftung: Größte Breite des III. Ventrikels)

4,3	4,4	4,5	4,6	4,7	4,8	4,9	
21,5	22,0	22,5	23,0	23,5	24,0	24,5	
14,3	14,7	15,0	15,3	15,7	16,0	16,3	
10,7	11,0	11,3	11,5	11,8	12,0	12,3	
8,6	8,8	9,0	9,2	9,4	9,6	9,8	
7,2	7,3	7,5	7,7	7,8	8,0	8,2	
6,1	6,3	6,4	6,6	6,7	6,9	7,0	
5,4	5,5	5,6	5,8	5,9	6,0	6,1	
4,8	4,9	5,0	5,1	5,2	5,3	5,4	
4,3	4,4	4,5	4,6	4,7	4,8	4,9	
3,9	4,0	4,1	4,2	4,3	4,4	4,5	
3,6	3,7	3,8	3,8	3,9	4,0	4,1	
3,3	3,4	3,5	3,5	3,6	3,7	3,8	
3,1	3,1	3,2	3,3	3,4	3,4	3,5	
2,9	2,9	3,0	3,1	3,1	3,2	3,3	
2,7	2,8	2,8	2,9	2,9	3,0	3,1	
2,5	2,6	2,6	2,7	2,8	2,8	2,9	
2,4	2,4	2,5	2,6	2,6	2,7	2,7	
2,3	2,3	2,4	2,4	2,5	2,5	2,6	
2,2	2,2	2,3	2,3	2,4	2,4	2,5	

6,3	6,4	6,5	6,6	6,7	6,8	6,9	7,0
31,5	32,0	32,5	33,0	33,5	34,0	34,5	35,0
21,0	21,3	21,6	22,0	22,3	22,7	23,0	23,3
15,8	16,0	16,2	16,5	16,7	17,0	17,3	17,5
12,6	12,8	13,0	13,2	13,4	13,6	13,8	14,0
10,5	10,7	10,8	11,0	11,2	11,3	11,5	11,7
9,0	9,1	9,3	9,4	9,6	9,7	9,9	10,0
7,9	8,0	8,1	8,3	8,4	8,5	8,6	8,8
7,0	7,1	7,2	7,3	7,4	7,6	7,7	7,8
6,3	6,4	6,5	6,6	6,7	6,8	6,9	7,0
5,7	5,8	5,9	6,0	6,1	6,2	6,3	6,4
5,2	5,3	5,4	5,5	5,6	5,7	5,7	5,8
4,8	4,9	5,0	5,1	5,2	5,2	5,3	5,4
4,5	4,6	4,6	4,7	4,8	4,9	4,9	5,0
4,2	4,3	4,3	4,4	4,5	4,5	4,6	4,7
3,9	4,0	4,1	4,1	4,2	4,3	4,3	4,4
3,7	3,8	3,8	3,9	3,9	4,0	4,1	4,1
3,5	3,6	3,6	3,7	3,7	3,8	3,8	3,9
3,3	3,4	3,4	3,5	3,5	3,6	3,6	3,7
3,2	3,2	3,3	3,3	3,4	3,4	3,5	3,5

Prof. Dr. med. E. Gadermann
Doz. Dr. med. H. Jungmann

KLINISCHE ARTERIENPULSSCHREIBUNG
Lehrbuch und Atlas der unblutigen Sphygmographie
160 Seiten mit 120 Abbildungen

Prof. Dr. med. Dr. med. h. c. R. Janker

RÖNTGEN – AUFNAHMETECHNIK
Teil I · Grundlagen und Einstellungen
362 Seiten mit 256 Abbildungen

Teil II · Röntgenbilder
240 Seiten mit 222 Abbildungen

Prof. Dr. med. F. J. Halhuber
Doz. Dr. med. R. Günther

PRAKTISCHER EKG-KURS
Eine kurzgefaßte Einführung in die klinische
Elektrokardiographie
168 Seiten mit 75 Abbildungen

IM VERLAG

JOHANN AMBROSIUS BARTH MÜNCHEN